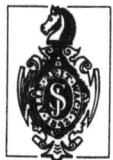

Hans Peter Hartmann

Der Kranke als Fahrzeuglenker

Mit jeweils einem Beitrag über die rechtlichen
Verhältnisse in der Bundesrepublik Deutschland
von H.J. Wagner und in Österreich von
H. Patscheider

Mit 11 Abbildungen und 33 Tabellen

Springer-Verlag
Berlin Heidelberg New York 1980

Professor Dr. med. H. P. Hartmann
Gerichtlich-Medizinisches Institut
der Universität Zürich
Zürichbergstraße 8
CH-8026 Zürich

ISBN-13: 978-3-540-09927-7 e-ISBN-13: 978-3-642-48063-8
DOI: 10.1007/978-3-642-48063-8

CIP-Kurztitelaufnahme der Deutschen Bibliothek.
Hartmann, Hans P.:
Der Kranke als Fahrzeuglenker / von H. P.
Hartmann. Mitautoren d. Kap. über d. rechtl.
Verhältnisse in d. BRD u. in Österreich:
H. Patscheider u. H. J. Wagner. – Berlin,
Heidelberg, New York: Springer, 1980.
ISBN-13: 978-3-540-09927-7

Das Werk ist urheberrechtlich geschützt. Die dadurch begründeten Rechte, insbesondere die der Übersetzung, des Nachdruckes, der Entnahme von Abbildungen, der Funksendung, der Wiedergabe auf photomechanischem oder ähnlichem Wege und der Speicherung in Datenverarbeitungsanlagen bleiben, auch bei nur auszugsweiser Verwertung, vorbehalten.
Bei Vervielfältigung für gewerbliche Zwecke ist gemäß § 54 UrhG eine Vergütung an den Verlag zu zahlen, deren Höhe mit dem Verlag zu vereinbaren ist.
© Springer-Verlag Berlin Heidelberg 1980

Die Wiedergabe von Gebrauchsnamen, Handelsnamen, Warenbezeichnungen usw. in diesem Werk berechtigt auch ohne besondere Kennzeichnung nicht zu der Annahme, daß solche Namen im Sinne der Warenzeichen- und Markenschutz-Gesetzgebung als frei zu betrachten wären und daher von jedermann benutzt werden dürften.
Satz: Fotosatz Service Weihrauch, Würzburg

2127/3321 543210

Meiner Frau sowie meinen Mitarbeiterinnen und Mitarbeitern am Gerichtlich-Medizinischen Institut der Universität Zürich in Dankbarkeit gewidmet, ohne welche dieses Buch nicht zustande gekommen wäre

Inhaltsverzeichnis

Vorwort XI

Einleitung 1
   Deduktive Methode 2
   Induktive Methode 2
   Experimentelle Methode 3

Arzt und kranker Verkehrsteilnehmer 4
   Der behandelnde Hausarzt 4
   Der begutachtende Verkehrsmediziner 7
   Die Untersuchung 7
   Weitere Spezialanalysen 10
   Hinzuziehung ergänzender Berichte 11
   Das eigentliche Gutachten 12
   Die bedingte Fahrtauglichkeit mit Auflagen 12

Die Rechtsgrundlagen für die ärztliche Beurteilung der Fahrtauglichkeit 15

Die rechtlichen Verhältnisse in der Bundesrepublik Deutschland (H.J. Wagner) 18

Die rechtlichen Bestimmungen in Österreich (H. Patscheider) 21

Die rechtlichen Verhältnisse in der Schweiz (Erfassung der kranken und gebrechlichen Fahrzeuglenker) 28

Streß und Übermüdung beim Fahrzeuglenker . . . 37
   Physiologie des Fahrers. Der Streß 37
   Übermüdung und Einschlafen am Steuer 38

Einfluß von Alter und Geschlecht 42
   Der jugendliche Fahrer 42
   Der ältere Fahrer 44
   Besonderheiten der Fahrerin 48

Augenkrankheiten und Fahrtauglichkeit 50
Zentrale Sehschwäche 51
Einäugigkeit 52
Gesichtsfeldeinschränkung 54
Farbensinnstörungen 55
Anpassungsstörungen an Lichtwechsel 55
Störungen des Raumsehens 57
Sonstige besondere Augenstörungen 58

Hör- und Gleichgewichtsstörungen 59
Plötzlich erworbene Schwerhörigkeit oder Gehörlosigkeit 60
Bestehende Schwerhörigkeit bzw. Gehörlosigkeit . . . 61
Einohrigkeit 61
Vestibuläre Leiden 62
   Menière-Krankheit 62
   Kinetosen 63
Einfluß von Medikamenten und Genußmitteln 63

Der invalide Fahrzeuglenker 64
Beeinträchtigungen der unteren Gliedmaßen 66
Beeinträchtigungen der oberen Gliedmaßen 67
Beeinträchtigungen im Niveau des Beckens 67
Beeinträchtigungen der Halswirbelsäule 68

Geistes- und Nervenkrankheiten 69
Geistesschwäche 70
Geisteskrankheit 71
Neurose und Psychopathie sowie sonstige Charaktervarianten 73
Epilepsie 74
Organische Hirnschädigungen 78
   Multiple Sklerose 80
   Hirnschlag und Folgezustände 82

Herz- und Kreislaufkrankheiten 83

Stoffwechselstörungen, speziell Zuckerkrankheit 92
Zuckerkrankheit 92

Die Bewußtseinsstörung am Steuer 103

Alkohol und Fahrtauglichkeit 108
Vorgeschichte 112
Untersuchung 113
Spezielle Tests auf Alkoholkrankheit 113
Nachweis des Alkoholleidens 114

Medikamente und Fahrtauglichkeit 116
Allgemeines 116
Die einzelnen Medikamentengruppen mit ihren spezifischen Rückwirkungen auf den Straßenverkehr 120
    Psychopharmaka im engeren Sinn 120
    Psychopharmaka im weiteren Sinn 121
    Allergiemittel und Mittel gegen die Reisekrankheit . . 123
    Herz- und Kreislaufmittel 123
    Medikamente bei Magen-Darmstörungen 123
    Hormone 123
    Mittel gegen Infektionen 124
Zusammenfassung 124

Drogen und Vergiftungen am Steuer 125
Cannabis und Halluzinogene 125
Stimulantien (Kokain, Amphetamin, Weckamine etc.) . 129
Opiate, Morphium und synthetische Alkaloide 130
Organische Lösungsmittel 131
Schlafmittel, Beruhigungsmittel, Schmerzmittel etc. . . 131
Eigentliche Giftstoffe 131

Tod oder Verletzung am Steuer 133
Schwerer Verkehrsunfall 133
Selbstmord oder Selbstmordversuch im Verkehr . . . 134
Der plötzliche natürliche Tod am Steuer 135
Der deliktische Verkehrsunfall 135

Literaturverzeichnis 137

Sachverzeichnis 145

Vorwort

Das vorliegende Taschenbuch ist gedacht als kurze Einführung des Arztes in die Problematik der Fahrtauglichkeit seiner Patienten. Die Erfahrung zeigt nämlich, daß der Praktiker alltäglich mit solchen Problemen konfrontiert wird. Oft bildet er auch das erste Glied in der Sicherheitskette des Straßenverkehrs. Es wurde Wert darauf gelegt, die einzelnen Krankheitskapitel kurz zu fassen, damit in jedem individuellen Krankheitsfall der Überblick rasch gewonnen werden kann. Der Zugang wird zudem erleichtert durch ein Sachwortregister. Für weitergehende Studien finden sich entsprechende Literaturzitate. Dabei wurden neben den Standardwerken möglichst auch die neuesten Mitteilungen berücksichtigt, welche z.T. erst als Kongreßberichte vorliegen.

Die Zulassungsbestimmungen sind zwar von Land zu Land verschieden, doch liegen einige internationale Empfehlungen vor. In diesem Buch werden die Empfehlungen der Wirtschaftskommission für Europa der Vereinigten Nationen angeführt. Ferner ist je ein Kapitel den bundesdeutschen, den österreichischen resp. den schweizerischen Rechtsnormen gewidmet; diese Kapitel wurden freundlicherweise von entsprechenden Fachleuten übernommen.

Zweck dieses Leitfadens ist es, aus dem großen, ständig wachsenden Gebiet der Verkehrsmedizin jenen Ausschnitt anzubieten, welchen der Praktiker in seiner alltäglichen Beratung des Kranken als Fahrzeuglenker benötigt. Ich hoffe, er findet, was er sucht.

H.P. Hartmann

Einleitung

Der Motorfahrzeugverkehr, ein Kind des 20. Jahrhunderts, nahm auf den europäischen Straßen vor allem seit dem Ende des Zweiten Weltkrieges sehr stark zu. Daraus resultiert eine immer stärkere Belastung durch Lärmemission und Luftverschmutzung. Vor allen Dingen aber kam es zu einem Anstieg der Verkehrsunfälle mit einer zunehmenden Zahl von Verletzten und Toten. Zahllose Planer, Straßenbauer, Fahrzeughersteller, Ärzte, Psychologen, Behörden und viele andere versuchen, durch geeignete Maßnahmen diese ungünstige Entwicklung zu bremsen oder sogar aufzuhalten. Vorübergehende günstige Ergebnisse wurden auch erreicht, so beispielsweise durch Aufklärung und Erziehung, durch strengere Gesetzgebung mit strafferem Straf- und Maßnahmenrecht, durch Entflechtung des Verkehrs, Geschwindigkeitsbegrenzung, Gurttragepflicht für Autolenker und Schutzhelmobligatorium für Motorradlenker. Viele dieser Maßnahmen engen die persönliche Freiheit ein. Dadurch sind entsprechende Verstimmungen und Trotzreaktionen zu befürchten. Das Problem ist somit nach wie vor nicht gelöst. Weitere Verbesserungen drängen sich bei allen Kategorien der Verkehrsteilnehmer auf. Die Gefährlichkeit der mechanischen Energie für den Menschen ist auch heute noch viel zu hoch, vor allem im Vergleich zu anderen Energieformen. Während z.B. eine Billion Elektrokalorien lediglich 1-2 Todesopfer fordert, sind im Straßenverkehr pro Billion kinetischer Energiekalorien etwa 600 Tote zu beklagen [72]. Die bisherigen Bemühungen zeigen, daß eine fatalistische Inkaufnahme von Opfern im Straßenverkehr fehl am Platze ist.

Auch der Arzt wird bei der Problematik der Verkehrsunfälle involviert. Zum einen wird er sich mit den Opfern zu befassen haben, zum andern stehen ihm aber auch Möglichkeiten der Prophylaxe zur Verfügung. So weiß man, daß Gesundheitsbeeinträchtigungen eine Unfallanfälligkeit bewirken. Wie häufig aber eine Krankheit tatsächlich zum Unfall führt, bleibt ungewiß. Aus statistischen Zusammenstellungen wird geschätzt, daß nur etwa 1-2% aller Unfälle Gesundheitsbeeinträchtigungen zuzuschreiben sind. Auch gesunde Lenker machen ständig Fehler.

Es wird geschätzt, daß ein Lenker jede zweite Minute bzw. jeden zweiten Kilometer einen Irrtum begeht, vorausgesetzt, daß er pro Minute 40 Entscheidungen zu treffen und 30 Handlungen durchzuführen hat. Alle 2 Stunden bzw. jeden 120. Kilometer gerät er in eine gefährliche Situation, jeden Monat bzw. pro 1300 Kilometer vermeidet er knapp einen Unfall. Ein Gesunder verunfallt durchschnittlich jedes 6. Jahr bzw. einmal pro 100 000 Kilometer. Zu Verletzungen kommt es jedes 45. Jahr bzw. einmal pro

700 000 Kilometer. Schließlich tritt pro 10 Millionen Kilometer ein tödlicher Verkehrsunfall ein. Diese in Schweden geschätzten Zahlen dürften für die meisten europäischen Länder zutreffen [2a].

Die Dunkelziffer von nicht erfaßten bzw. fälschlicherweise geltend gemachten Gesundheitsstörungen ist beträchtlich. Auf der einen Seite zeigt ein Kranker eine ausgesprochene Bagatellisierungstendenz, auf der anderen Seite werden von fehlbaren Fahrzeuglenkern nicht selten Gesundheitsstörungen als Schutzbehauptung vorgebracht. Ferner spielt zwar ein Leiden beim Zustandekommen eines Unfalles nicht selten eine Rolle; ob es aber den wesentlichen Faktor darstellt, läßt sich nachträglich kaum ergründen. Immerhin sind sich die Verkehrsfachleute heute einig, daß gewisse Leiden ohne Zweifel eine erhöhte Unfalldisposition mit sich bringen und deshalb ihr Träger fahruntauglich wird oder mindestens nur noch beschränkt fahrtauglich bleibt. Damit derartige Störungen rechtzeitig erfaßt werden und kein Unglück geschieht, sollte der Kranke im voraus aus dem Verkehr entfernt werden können; hierfür stehen dem Verkehrsmediziner drei Möglichkeiten offen:

Deduktive Methode

Wenn man eine bestimmte Krankheit mit ihren direkten Folgen und den indirekten Auswirkungen kennt, läßt sich daraus rein theoretisch ein entsprechendes Verhalten am Steuer ableiten. So weiß man beispielsweise, daß ein Epileptiker mit Grand-mal-Anfällen plötzlich für eine gewisse Zeit die Besinnung verliert. Tritt dies ein, während er ein Fahrzeug lenkt, so wird letzteres führerlos weiterrollen. Die Gefahr von schweren Zwischenfällen besteht. Gerade in den Anfängen des motorisierten Verkehrs, als nur wenige Privilegierte ein Fahrzeug besaßen, waren die Ärzte mit der Zuerkennung der Fahrtauglichkeit in Voraussicht derartiger Zwischenfälle bei Kranken äußerst zurückhaltend. Gehörlosen, Einäugigen oder Farbensinngestörten wurde beispielsweise ursprünglich eine Zulassung verweigert.

Induktive Methode

Hier geht es darum, Kranke zunächst probeweise fahren zu lassen und nach einer gewissen Zeit ihre Bewährung oder Nichtbewährung zu überprüfen. Die Methode ist recht gewagt. Die Verantwortung des Arztes gegenüber den andern Verkehrsteilnehmern ist groß. Dennoch ist sie im Laufe der zunehmenden Verkehrsdichte mehrfach angewendet worden, hauptsächlich bei Leuten mit Einschränkungen der Sinnesorgane und auf Betreiben der entsprechenden Schutzvereinigungen (z.B. dem Gehörlosen-Verband). Als nämlich der Besitz eines Führerscheines statt eines Privilegs in zunehmendem Maße zu einem Grundrecht jedes Bürgers wurde, wollten die Kranken auch daran teilhaben. Für verschiedene Leiden bildet nämlich gerade die Verkehrsteilnahme eine Voraussetzung für die weitere berufliche und soziale Eingliederung (z.B. Invalidität). Die Übernahme der ärztlichen Verantwortung für eine probeweise Zulassung wurde dadurch erleichtert, daß zahlreiche Inhaber eines Führerausweises sekundär erkrankten und trotz ihres Leidens weiterhin Lenker blieben. Oft wurden sie erst einige Zeit später der Verkehrszulassungsbehörde bekannt. Dadurch bestand die Möglichkeit, retrospektiv ihr Fahrverhalten mit demjenigen einer gesunden Kontrollgruppe zu vergleichen.

Experimentelle Methode

Man kann versuchen, in einem speziellen, vom öffentlichen Verkehr getrennten Fahrparcours Kranke zu testen, oder eine eigentliche Fahrprobe unter Hinzuziehen eines Prüfungsexperten durchführen. Solche Teste sind aufwendig und geben die Verhältnisse des alltäglichen Verkehrs nicht genau wieder. Die Testpersonen wissen nämlich, daß sie sich in einer Examenssituation befinden, und benehmen sich entsprechend beherrscht und konzentriert. Dennoch haben sich derartige Fahrversuche bei gewissen Gesundheitsstörungen bewährt, vor allem auch im Bereich der Toxikologie (Einfluß von Arznei- oder Genußmitteln) und der Pathophysiologie (Einfluß von Alter, Ermüdung, ungünstigen Lichtverhältnissen, z.B. Blendung, Dämmerung etc., von Lärm und Vibrationen usw.). Diese eigentlichen experimentellen Fahrversuche können auch durch Fahrsimulationen oder sogar durch einfachere physiologische und psychologische Versuchstests ersetzt werden [139]. Durch die Verfremdung der Wirklichkeit verlieren sie allerdings zunehmend an Bedeutung.

Im Laufe der verkehrsmedizinischen Entwicklung wurde die induktive Methode zunehmend von den deduktiven und experimentellen Methoden abgelöst. Gleichzeitig gestaltete sich die Einstellung der Ärzte gegenüber der Fahrtauglichkeits-Zuerkennung immer toleranter. Erst in den letzten Jahren hat eine gegenläufige Bewegung begonnen, nachdem erkannt wurde, daß gewisse Krankengruppen dennoch erhebliche Risiken als Fahrzeuglenker mit sich bringen, und nachdem sich infolge allgemeiner Überalterung der Bevölkerung der Anteil der bejahrten Fahrer mit den entsprechenden Komplikationen ständig vergrößerte. Aus dem ursprünglichen Sozialprivileg eines Führerscheins ist deshalb inzwischen ein gewisses Gesundheitsprivileg geworden. In einzelnen Ländern kann es auch geschehen, daß eine Unfall- oder Haftpflicht-Versicherung sich weigert, einen Kranken mit deutlich erhöhtem Risiko im Straßenverkehr zu versichern [103].

Arzt und kranker Verkehrsteilnehmer

Prinzipiell kann der Arzt sowohl bei der Behandlung als auch bei der Begutachtung eines Kranken mit dem Problem der Fahruntauglichkeit konfrontiert werden. Er sollte sich dabei folgendes vor Augen halten:

Der behandelnde Hausarzt

Nachdem heutzutage etwa jeder zweite Erwachsene einen Führerschein und jeder dritte bis vierte ein Fahrzeug besitzt, muß sich der Arzt regelmäßig bei der Behandlung eines Kranken überlegen, ob dieser gegebenenfalls weiterhin als Lenker eines Motorfahrzeuges tragbar ist. Es ist heutzutage nicht mehr statthaft, durch Unterlassung entsprechender Fragen später ein Nichtwissen geltend zu machen; vielmehr gehört die Frage nach dem Besitz eines Führerscheins und seiner Verwendung in jede Sprechstunde. Kommt der Arzt dabei zum Schluß, das festgestellte Leiden gefährde den Kranken als Teilnehmer im Straßenverkehr, so muß er dies mit seinem Patienten gründlich besprechen. Gegebenenfalls drängen sich sichernde Auflagen auf, welche die Teilnahme am Straßenverkehr einschränken, oder es ist sogar ein vorübergehender bzw. bleibender Verzicht auf weitere Verkehrsteilnahme erforderlich. Kommt der Arzt zum letztgenannten Schluß, so hat er dies dem Patienten eingehend klarzulegen und sich von dessen Einsicht und Bereitwilligkeit zum Verzicht zu überzeugen. Eine solche Besprechung sollte schriftlich bestätigt und zu den Akten gelegt werden, zumindest ist ein entsprechender ausführlicher Eintrag in der Krankengeschichte notwendig. Die Teilnahme eines Gesprächszeugen ist dringend zu empfehlen, z.B. eines Angehörigen des Kranken oder der Praxishilfe des Arztes. Durch ein solches Vorgehen schützt sich der Arzt vor späteren Vorwürfen oder gar vor evtl. Haftpflichtansprüchen, wenn der gewarnte Kranke dennoch weiterhin ein Fahrzeug lenkt und damit infolge seines Leidens einen Unfall verursacht [62].

Wenn der Arzt feststellt, daß ein ihm untauglich erscheinender Patient uneinsichtig ist oder infolge eingeschränkter Urteilsfähigkeit nicht begreift, daß er nicht fahren darf, muß er versuchen, ihn durch andere Mittel von der Verkehrsteilnahme abzuhalten. Manchmal gelingt dies durch Einschaltung der Angehörigen. Mitunter erscheint es notwendig, den Kranken dem zuständigen Amt zu melden, damit die Maßnahme eines Sicherungsentzuges eingeleitet werden kann. Eine solche Meldung verstößt allerdings gegen die Schweigepflicht des Arztes. Sie darf nur erfolgen, wenn der Arzt laut Gesetz oder gemäß ständiger Rechtspraxis dazu ermächtigt ist. In gewissen Ländern wird der Arzt bei bestimmten Krankheitszuständen sogar verpflichtet, die Behörde zu informieren. Dennoch soll der Arzt mit derartigen Meldungen zurückhaltend sein. In der Regel kommt es nämlich dadurch zu einem Zerwürfnis mit dem Patienten, der sich verraten fühlt und u.U. in der Folge den Arzt nicht mehr aufsucht. Dies kann zu einer zusätzlichen Schädigung des Kranken führen, z.b. eines Epileptikers, eines Geistes- oder Zuckerkranken. Es besteht auch die Gefahr, daß der Kranke versucht, an einer anderen Stelle ohne ärztliches Zeugnis und ohne entsprechende medizinische Überwachung zu einem Führerausweis zu gelangen. Derartige illegale Verkehrsteilnehmer sind erfahrungsgemäß viel gefährlicher als Kranke, die sich regelmäßig kontrollieren und verkehrsmedizinisch beraten lassen [24].

Nach schweizerischem Recht ist der Arzt befugt, bei Feststellung einer körperlichen oder geistigen Krankheit oder einer Sucht, einen Patienten der Aufsichtsbehörde für Ärzte oder der Verkehrsbehörde zu melden, falls er überzeugt ist, daß der Kranke zur sicheren Führung eines Kraftfahrzeuges nicht mehr fähig ist. Derartige Benachrichtigungen werden aber nur in Einzelfällen vorgenommen. Eine Zusammenstellung der Jahre 1976/77 ergab die in Tabelle 1 angegebenen Häufigkeiten der verschiedenen Leiden. Wird ein solcher Kranker vom Verkehr ausgeschlossen, so besitzt er in verschiedenen Ländern die Möglichkeit, entsprechende Ersatzansprüche bei einem Sozialamt oder einer Sozialversicherung zu stellen, z.B. auf Fahrpreisermäßigungen

Tabelle 1. Ärztliche Meldungen von kranken Fahrzeuglenkern. Im Untersuchungsgut des Gerichtlich-Medizinischen Instituts der Universität Zürich finden sich im Zeitraum von 2 Jahren 40 Untersuchungen kranker Lenker, welche auf Meldung eines Arztes oder einer Klinik von der Behörde veranlaßt wurden. Nach [65]

Neurologie	Epileptischer Anfall	8 Fälle
	Zerebrovaskulärer Insult	6 Fälle
	Schwindel	3 Fälle
	Polyradikulitis, Parkinson, multiple Sklerose, amyotrophe Lateralsklerose	je 1 Fall
Psychiatrie	Geistesstörung	6 Fälle
	Alkoholismus	4 Fälle
Medizin	Herz- oder Gefäßleiden	4 Fälle
Chirurgie	Pneumonektomie, Koxarthrose, Unfallfolgen	je 1 Fall
Ophthalmologie	Ungenügende Sehschärfe	2 Fälle

in den öffentlichen Verkehrsmitteln, auf Zusprechung einer Invalidenrente etc. Prinzipiell kann sich eine Fahruntauglichkeit einerseits infolge eines bestimmten Leidens ergeben, z.b. bei hochgradiger Schwachsichtigkeit, bei epileptischen Anfällen oder bei fortgeschrittener Demenz, andererseits kommt sie gelegentlich infolge einer Kombination verschiedener Krankheitszustände zustande, z.b. bei Hypertonie mit Arteriosklerose und deutlichen psychischen und physischen Beeinträchtigungen, bei Rhythmusstörung mit Morbus embolicus, der zu einer Amputation und zu einer Einäugigkeit führt, oder bei Diabetes mit deutlichen Spätkomplikationen in verschiedenen Organsystemen.

Die Diagnose der Fahruntauglichkeit ist relativ selten, viel häufiger ist die Situation der eingeschränkten Fahrtauglichkeit, d.h. der Kranke darf zwar weiterhin ein Fahrzeug steuern, der Arzt hält es aber für notwendig, dies mit gewissen Ratschlägen oder Geboten zu verknüpfen. Diese sollen vernünftig sein und müssen dem Patienten einleuchten. Sie sind nur sinnvoll, wenn eine gelegentliche Stichprobenkontrolle möglich ist. Eine Zusammenstellung der wichtigsten in Frage kommenden Auflagen findet sich auf S. 13. Die Erfahrung lehrt, daß der Patient zwar einverstanden und willig ist, solche Auflagen zu befolgen, daß er sie aber rasch wieder vergißt. Deshalb sollen sie ihm periodisch in Erinnerung gerufen und evtl. sogar schriftlich gegeben werden.

Durch seine diagnostischen oder therapeutischen Eingriffe bewirkt der Arzt selbst bei seinem Patienten u.U. eine vorübergehende Fahruntauglichkeit. Die verschiedenen Möglichkeiten dafür sind in Tabelle 2 zusammengestellt. Es ist darauf hinzuweisen, daß der Arzt verpflichtet ist, nach einem solchen Eingriff den Kranken zu fragen, ob er in nächster Zeit ein Fahrzeug benützen wolle, und ihn gegebenenfalls während der entsprechenden, notwendigen Zeitspanne davon abzuhalten. Er läuft sonst Gefahr, bei Eintritt eines

Tabelle 2. Typische Beispiele iatrogener Verkehrsgefährdung. Aus [119]

Abgabe von stark wirkenden Medikamenten ohne gleichzeitigen Hinweis auf evtl. nachteilige Rückwirkungen beim Fahren (Beispiele: Antihypertonika, Insuline, Kurznarkotika, Mydriatika oder Myotika, Psychopharmaka, Analgetika)

Unterlassung der Warnung vor Alkoholgenuß wegen möglicher nachteiliger Interaktion mit einem gleichzeitig abgegebenen Arzneimittel

Einseitiger Augenverband

Vorübergehende Gehöreinbuße oder Gleichgewichtsstörung zufolge eines otologischen Eingriffs

Immobilisierung einer Gliedmaße durch Fixationsverband

Beeinträchtigung der Aufmerksamkeit durch Verursachen von Schmerzen, Schwindel, Nausea, Parästhesie etc.

Unfalls der Unverantwortlichkeit bezichtigt, haftbar gemacht und möglicherweise sogar angeklagt zu werden.

Der begutachtende Verkehrsmediziner

Das Vorgehen zur Beurteilung einer Fahrtauglichkeit gliedert sich im Prinzip in folgende Teile:

- Untersuchung: Angaben und Befunderhebung;
- Veranlassung weitergehender fachärztlicher Explorationen;
- Hinzuziehung ergänzender Akten.

Erst aufgrund dieser Materialsammlung vermag der Experte sein Gutachten zu erstellen, welches in einfacher, klarer Form durch seine Sachlichkeit überzeugen soll. Die Unterlagen sollen in der Diskussion verwertet und miteinander in Beziehung gesetzt werden, woraus sich die verkehrsmedizinischen Schlüsse ergeben. Diese können im Prinzip wie folgt ausfallen.

- Es besteht uneingeschränkte Tauglichkeit für sämtliche Fahrkategorien.
- Es besteht Tauglichkeit für eine niedrige Kategorie, z.B. für Pkw oder Motorrad, hingegen Untauglichkeit für eine höhere Kategorie, z.B. Taxi oder Lastwagen.
- Es besteht eingeschränkte Tauglichkeit unter bestimmten Auflagen.
- Es besteht ärztlicherseits Fahruntauglichkeit.
- Ein endgültiger Entscheid ist erst möglich nach Durchführung weiterer, nicht medizinischer Abklärungen, z.B. einer verkehrspsychologischen Untersuchung, einer praktischen Fahrprüfung oder Fahrprobe, der Durchführung eines verkehrstechnischen Testes, der Vornahme von Leumundserhebungen usw.

Der Begutachter halte sich stets vor Augen, daß seine Schlußfolgerungen für den Auftraggeber nicht bindend sind.
Selbst wenn er Fahrtauglichkeit attestiert, kann dem Bewerber eine Zulassung vom Amt verweigert werden. Selbst wenn er den Entzug eines Ausweises vorschlägt, kann ihn die Behörde dem Kranken belassen. Derartige gegenteilige Entscheide sind allerdings selten und dürften nur in ganz begründeten Situationen vorkommen. In der Regel folgt der Auftraggeber dem Vorschlag des medizinischen Experten.

Die Untersuchung

Hierbei bewährt sich eine Aufteilung in die Angaben des Bewerbers und in die vom Arzt selbst erhobenen Befunde, damit auch später im Gutachten zwischen den subjektiven Aussagen und den objektiven Feststellungen unterschieden werden kann. Ein Leitfaden zur Befragung und Befunderhebung findet sich in Tabelle 3. Man hüte sich aber, allzu schematisch vorzugehen. Viel-

Tabelle 3a. Befragungsblatt

Name und Vorname	geboren	19	Untersucht am

Familienkrankheiten:

Alkohol	ja	nein
Epilepsie	ja	nein
Nervenleiden	ja	nein welche?
Geisteskrankheiten	ja	nein
andere	ja	nein

Eigene Krankheiten   ja   nein   welche?

Schwere Verletzungen: ja   nein   welche?

Schwindelanfälle	ja	nein
Nervenkrisen	ja	nein welche?
Ohnmachten	ja	nein
Krämpfe	ja	nein

Medikamente	ja	nein
Alkohol	ja	nein welche?
Nikotin	ja	nein
Drogen	ja	nein

Volksschule _____ Jahre; Fachschule _____ Jahre; Mittelschule _____ Jahre; Hochschule _____ Jahre. Repetitionen ja nein _____ mal

Beruf: Prämenstruelles Syndrom

Militär tauglich untauglich ausgemustert wegen   Dysmenorrhoe

                                                                Kollapsneigung

Anstaltseinweisungen	ja	nein	
Hospitalisationen	ja	nein	wann? wo?
Bevormundungen	ja	nein	
Vorstrafen	ja	nein	

Fahrpraxis Kategorien _____

seit _____

Anzahl km/Jahr _____   Unfälle   ja   nein

                         Bußen   ja   nein

                                                                    Unterschrift des Bewerbers

Spezielles

Tabelle 3b. Untersuchungsblatt

Name und Vorname _____ geboren _____ 19 ____ Untersucht am _____

Größe _____ cm *Gewicht* _____ kg *Habitus* _____
ohne Schuhe   ohne Oberkleid

Bewegungsapparat
inclusive Wirbelsäule

Herz/Kreislauf
Grenzen, Spitzenstoß, Auskultation
Puls in Ruhe _____ /min   nach 10 Kniebeugen _____ /min   Erholungszeit _____ min   Beinoedeme keine geringe deutliche
Blutdruck am Anfang _____ mmHg   am Ende _____ mmHg der Untersuchung   Varizen keine geringe deutliche

Atmungsorgane
Lungengrenzen
Auskultation

Bauchorgane   Hernien ja nein wo?
Magen, Leber   Prolaps ja nein
Nieren, Milz
Urin: Eiweiss - + ++ +++   Zucker _____ % Ketone _____ Gallenfarbstoffe _____

Gesicht Sehschärfe unkorr. re _____, li _____ korr. re _____, li _____ (Myopie, Hypermetropie, Astigmatismus, Amblyopie)
Pupillen isocor eng weit Lichtreaktion re positiv negativ   Konvergenzreaktion re positiv negativ
          anisocor mittelweit   li positiv negativ   li positiv negativ
                                                                                             Nystagmus ja nein
Motilität koordiniert Abweichung des _____ Auges nach _____ um circa _____ Grad
Gesichtsfeld ungestört Einschränkung nach _____
Farbensinn ungestört Ishihara-Tafel Nr. _____ nicht erkannt _____ Farbscheiben _____
Besonderes

Gehör Konversationszahlen re _____ Meter li _____ Meter

Nervensystem Reflexe: PSR re ++ + - li ++ + -   ASR re ++ + - li ++ + -
Nervendruckpunkte
Tremor   keiner   feinschlägig   grobschlägig   Intentionstremor keiner feinschlägig grobschlägig
Romberg   sicher   schwankend   unmöglich   Vegetative Zeichen:
Strichgang sicher schwankend   unmöglich   Lidflattern, Zungenzittern, Dermographismus, Handschweiß, respirat. Arrhythmie
Blindgang sicher   schwankend   unmöglich

Psyche
Intellekt, Affekt, Gedächtnis

Spezielles

mehr muß jeder einzelne Kranke individuell befragt und untersucht werden, wobei sich das ärztliche Vorgehen der Natur des Leidens und der Person des Exploranden anzupassen hat. Die Untersuchung ist am Auftrag der Verkehrsbehörde ausgerichtet. Dies darf den Arzt allerdings nicht hindern, bei Feststellung von weiteren verkehrsrelevanten Umständen außerhalb des behördlichen Auftrags im Gutachten auch auf dieselben einzugehen (z.b. Feststellung einer Tablettenabhängigkeit bei einem Untersuchungsauftrag betreffend Invalidität; Zufallsbefund eines Diabetes bei Exploration eines psychisch Kranken).

Außer den im Untersuchungsschema vorgesehenen Überprüfungen wird der praktische Arzt je nach Art des Falles noch folgende weitere Maßnahmen durchführen:

- Herz- und Kreislaufuntersuchung: Funktionsprüfung nach Schellong, Karotissinus-Druckversuch, Valsalva-Druckversuch, EKG. Letzteres ist bei Bewerbern um eine höhere Fahrkategorie stets empfehlenswert und sollte bei Busfahrern und Bewerbern im fortgeschrittenen Alter regelmäßig vorgenommen werden.
- Blutentnahme: für einen Blutstatus (verkehrsmedizinisch nur selten notwendig) oder zum Nachweis von Enzymen, vor allem bei Verdacht auf Leberleiden (Alkoholismus) bzw. zur Blutzuckerbestimmung.
- Nervensystemtests: Überprüfung einzelner Hirnnerven, Feststellung pathologischer Reflexe, Prüfung des Vibrationssinns usw.

Der Arzt soll mit dem Patienten am Schluß der Untersuchung ihr Ergebnis und dessen Konsequenzen besprechen, soweit er darüber bereits im Klaren ist. Häufig wird allerdings sein Entscheid vom Resultat weiterer Untersuchungen und von eingeholten Auskünften abhängen.

Weitere Spezialanalysen

Wenn ein begutachtender Arzt eine Krankheit feststellt oder vermutet, welche von verkehrsmedizinischer Bedeutung ist, sind u.U. Ergänzungsuntersuchungen beim entsprechenden Fach notwendig. Es empfiehlt sich, den Bewerber in dessen Gegenwart und mit dessen Einverständnis telefonisch anzumelden und anschließend ein entsprechendes kurzes schriftliches Überweisungszeugnis auszustellen. Die häufigsten derartigen Überweisungen betreffen Überprüfungen der Seh- oder Gehörfunktion (Gesichtsfeld, Dämmerungssehen, otogener Schwindel), internistische Abklärung (Herz, Kreislauf, Stoffwechsel), neurologische und psychiatrische Explorationen (EEG, Computertomogramm, testpsychologische oder verkehrspsychologische Analyse). Bei Invaliden kann eine verkehrstechnische Expertise veranlaßt werden, bei problematischen Grenzfällen die Durchführung einer Fahrprobe oder die Wiederholung einer eigentlichen Fahrprüfung. Umfang und Zumutbarkeit solcher Spezialuntersuchungen hängen ab von der Natur und vom Schweregrad des Leidens sowie von der Art der Verkehrsteilnahme (Privatwagen oder gewerbsmäßiger Personentransport). Die Verhältnismäßigkeit soll gewahrt bleiben.

Das *Elektroenzephalogramm* dient vor allem der Feststellung von funktionellen Störungen, also beispielsweise einer genuinen Epilepsie. Das *Computertomogramm* erfaßt organische Veränderungen ab einem Durchmesser von ca. 1 cm (Mißbildungen, Blutungen, Tumoren etc.).

Testpsychologische Untersuchungen sind hauptsächlich indiziert bei Verdacht auf allgemeine Hirnleistungsschwäche.

Verkehrspsychologische Untersuchungen vermögen ferner, die Rückwirkung einer Hirnbeeinträchtigung auf die Verkehrsbewährung zu beurteilen und gleichzeitig Anhaltspunkte zur Gesamtpersönlichkeit zu vermitteln.

Bei der *verkehrstechnischen Expertise* wird der Petent an einem Fahrsimulator oder an dem seiner Invalidität angepaßten Fahrzeug bezüglich dessen technischer Beherrschung überprüft. Solche Untersuchungen führen die technischen Überwachungsvereine, die Kraftfahrzeugstellen bzw. die Straßenverkehrsämter durch.

Eine *praktische Fahrprobe (Probefahrt)* ist einfacher als eine eigentliche Fahrprüfung. Komplizierte Wendemanöver oder Parkmanöver werden dabei nicht verlangt. Der Experte beschränkt sich darauf, das Verhalten des Petenten im rollenden Verkehr zu testen. In der Regel nimmt an einer Probefahrt neben einem Fahrexperten auch ein Arzt oder ein Psychologe teil.

Hinzuziehung ergänzender Berichte

Wird von der Behörde ein Vertrauensarzt zur Beurteilung der Fahrtauglichkeit eines Bewerbers ernannt, so steht demselben bei der Untersuchung lediglich ein Querschnitt der Krankheit objektiv zur Verfügung. Bezüglich des Längsschnitts oder des Verlaufs des Leidens muß er sich mit den subjektiven Angaben des Bewerbers begnügen. Um diese objektivieren zu können, benötigt er deshalb häufig Berichte der behandelnden Hausärzte, eines seinerzeit herangezogenen Facharztes oder gegebenenfalls einer Klinik, in welcher der Petent hospitalisiert war. Alle derartigen Ergänzungsberichte dürfen nur mit dem schriftlichen Einverständnis des Petenten angefordert werden (s. Tabelle 10). Zusätzlich sind häufig Erkundigungen bei Angehörigen, beim Arbeitgeber, bei Fürsorgestellen, beim Vormund etc. einzubeziehen. Auch hierbei ist jeweils die Zustimmung des Petenten notwendig. Selbst ein verbeiständeter oder bevormundeter Bewerber kann die Orientierung oder die Einschaltung eines Vormundes ablehnen, und er hat Anrechte auf Diskretion im Rahmen seiner bestehenden Urteilsfähigkeit. Schließlich empfiehlt es sich, auch die Vorakten bezüglich des Fahrleumundes heranzuziehen (Führungszeugnisse). Nicht selten können hierbei Verkehrszwischenfälle in Beziehung gesetzt werden zum Leiden des Petenten. Daraus lassen sich u.U. zukünftige prophylaktische Auflagen ableiten. Wenn Verdacht auf ein dissimuliertes Leiden besteht (z.B. Alkoholkrankheit oder eine andere Sucht, Schwächeanfälle bei

Epilepsie, Kreislaufstörung etc.), kann der Begutachter versuchen, durch Anforderung von Leumundserhebungen näheres zu erfahren; solche können allerdings nur von einer Strafuntersuchungsbehörde veranlaßt werden. Ergänzende Auskünfte kann der Begutachter telefonisch einholen. Es empfiehlt sich aber in der Regel, sie schriftlich vorliegen zu haben, damit sie in seinem medizinischen Dossier dokumentiert sind. Kliniken übersenden hierbei häufig Krankengeschichten, von denen ein Auszug angefertigt werden kann (Austrittsberichte dienen oft am besten). Im allgemeinen sollte vermieden werden, den behandelnden Arzt zu einer Stellungnahme bezüglich der Fahrtauglichkeit zu veranlassen, weil eine solche sein Verhältnis zum Patienten trüben kann.

Das eigentliche Gutachten

Nach Vervollständigung der Materialsammlung wird die Begutachtung nach folgendem Schema durchgeführt:

- Vorgeschichte: Grund der amtsärztlichen Untersuchung (Verkehrsdelikte, Anzeige, sonstige Auffälligkeit, gesetzliche Vorschrift).
- Krankheitsangaben und eigene erhobene, abnorme Befunde.
- Ergebnisse der veranlaßten Spezialanalysen und der eingeholten Berichte.
- Diskussion aller abnormen Feststellungen hinsichtlich ihrer allgemeinen und im speziellen Fall zu erwartenden Rückwirkungen auf den Straßenverkehr: Liegt eine Anfälligkeit bezüglich eines bestimmten Unfall- oder Übertretungstypus vor?
- Daraus gezogene Schlußfolgerung.
- Ärztlicher Antrag an die Behörde bezüglich der weiteren Fahrtauglichkeit.

Ein solches Gutachten kann sehr kurz sein, wenn es sich um einen Routinefall handelt. Bei Grenzfällen und vor allem auch bei der Beurteilung einer höheren Fahrkategorie ist es gegebenenfalls ausführlicher zu gestalten. Als Regel gelte, daß die Abgabe eines Ausweises zur privaten Benützung eines Fahrzeuges (niedrige Fahrkategorie) heutzutage einem Grundrecht gleichkommt und die Verweigerung nur bei sichergestellter erheblicher Verkehrsgefährdung vorgeschlagen werden soll. Die Fahrtauglichkeit stellt den Normalfall dar und soll ärztlich, wenn immer möglich, nicht abgesprochen werden. Bei Bewerbern um eine höhere Fahrkategorie (gewerbliche Benützung, Großfahrzeuge) soll dagegen die ärztliche Befürwortung einem körperlich und psychisch weitgehend gesunden Kollektiv vorbehalten bleiben. Hier sind somit strengere Begutachtungskriterien am Platze.

Die bedingte Fahrtauglichkeit mit Auflagen [95]

Wenn der Vertrauensarzt zu der Auffassung gelangt, eine Fahrtauglichkeit sei nur noch unter einschränkenden Bedingungen gegeben, so soll er diese

Gebote mit dem Exploranden ausführlich besprechen. Er muß ihm deren Sinn vor Augen führen. Damit besteht die beste Gewähr für ein kooperatives Verhalten und eine Befolgung derselben. Gleichzeitig wird dadurch meist vermieden, daß der Explorand nachträglich gegen die ihm auferlegte Einschränkung rekurriert, d.h. also den Rechtsweg einschlägt, weil er sich schikaniert oder brüskiert fühlt.

Bevor eine Auflage ins Gutachten aufgenommen wird, soll sie ferner dem Auftraggeber unterbreitet werden. Es hat keinen Sinn, Vorschläge zu machen, die von vornherein von der Behörde nicht übernommen werden. In solchen Fällen bleibt dem Arzt immer noch die Möglichkeit, dem Petenten mündlich entsprechende Ratschläge zu geben, welche ohne rechtliche Verbindlichkeit bleiben. Von der Behörde akzeptierte Auflagen erlangen hingegen Rechtsgültigkeit in der Form einer Verfügung, welche dem Bewerber schriftlich zugestellt wird. Dem Verkehrsmediziner obliegt somit die Aufgabe sich zu entscheiden, ob er dem Untersuchten lediglich einen Ratschlag geben will (mit etwaiger schriftlicher Erwähnung im Gutachten) oder ob er die weitere Fahrtauglichkeit an eine rechtlich gültige einschränkende Bedingung knüpfen soll. Letztere wird in der Regel nur übernommen, wenn sie amtlicherseits kontrollierbar ist. Sie wird entweder direkt im Führerausweis eingetragen, oder die Behörde begnügt sich mit einem Stempelaufdruck „Auflage". Bei einer späteren Verkehrskontrolle hat dann die Polizei die Möglichkeit, die Natur der Auflage beim Amt zu erfragen und zu überprüfen, ob sie tatsächlich befolgt wurde.

Aus der Erfahrung des Gerichtlich-Medizinischen Instituts der Universität Zürich haben sich folgende Auflagen als nützlich und sinnvoll erwiesen [95]:
- Regelmäßige hausärztliche Kontrolle und Behandlung nach Maßgabe des behandelnden Arztes.
- Einreichen eines hausärztlichen Zeugnisses an die Behörde (periodisch oder einmalig nach einer gewissen Zeitspanne).
- Amtsärztliche Kontrolle nach einer gewissen Zeitspanne, begründbar durch eine entsprechende gesetzliche Vorschrift (z.B. bei Ausweisinhabern einer höheren Fahrkategorie), durch das Fehlen eines Hausarztes oder durch die Feststellung einer zu Schüben oder zur Progression neigenden Krankheit, welche einer periodischen Überwachung bedarf.
- Fahren nur bei Wohlbefinden, Verzicht auf weiteres Fahren bei gesundheitlichen Störungen, z.B. bei Herzdruck, psychischer Spannung, Schwächezustand etc.
- Gewährleistung von Sicherheitsmaßnahmen im Fahrzeug, z.B. durch Verzicht auf Alleinfahrten, durch Mitführen von Medikamenten (Vitamin K, Nitroglycerin), von Kohlenhydraten bei Zuckerkrankheit oder von medizinischen Ausweisen (Antikoagulanzienkarte, Diabetikermerkblatt).

- Kein Fahren unter Einfluß von Alkohol oder Medikamenten (außer den ärztlich verordneten): Dies gilt vor allem für Suchtgefährdete und für Kranke, bei denen auch nur geringe Mengen von Alkohol oder gewissen Arzneimitteln verkehrsgefährliche Störungen verursachen könnten.
- Fahren nur mit einem Fahrzeug, welches der Invalidität entsprechend angepaßt wurde (automatische Schaltung, Servolenkung, Servobremse, Pedal- oder Hebelverlegung etc.).
- Keine Fahrten nachts oder bei Dämmerlicht.
- Benützung des Fahrzeugs nur in einem bestimmten Rayon mit Verzicht auf Autobahnen, städtische Straßen usw.

Die Rechtsgrundlagen für die ärztliche Beurteilung der Fahrtauglichkeit

In der Wirtschaftskommission für Europa der Vereinigten Nationen (Binnenverkehrsausschuß) wurde am 1. April 1975 ein Übereinkommen über die Mindestanforderungen für die Erteilung und die Gültigkeit von Fahrausweisen herausgegeben, welches inzwischen von einzelnen europäischen Ländern bereits ratifiziert wurde. In der Anlage II dieses Übereinkommens werden die Mindestanforderungen an die körperliche und geistige Tauglichkeit festgelegt. Dabei wird eingeteilt in zwei Gruppen von Bewerbern. Die erste Gruppe betrifft Führer von Motorzweirädern und Personenkraftwagen (Kategorien A und B). Bewerber um einen solchen Ausweis müssen lediglich dann ärztlich untersucht werden, wenn sich im Verlauf ihrer Bewerbung oder der Prüfung zeigt, daß bei ihnen ein oder mehrere der in Tabelle 4 aufgeführten Mängel vorliegen. Die zweite Gruppe betrifft Führer von Motorwagen zur Güterbeförderung (Lastwagen), schwere Motorwagen zur Personenbeförderung (Car oder Omnibusse) und von Fahrzeugen mit Anhängern. Diese Führer entsprechen den Kategorien C, D und E. Als Bewerber für diese Kategorien müssen sie ärztlich untersucht werden; ferner sind sie in bestimmten Zeitabständen regelmäßig ärztlich zu kontrollieren.

In Tabelle 4 sind die wichtigsten Minimalanforderungen für die genannten zwei Gruppen zusammengestellt. Bei der Überprüfung des Sehvermögens ist zu achten auf die Sehschärfe, das Gesichtsfeld, das Dämmerungssehen sowie auf fortschreitende Augenkrankheiten. Muß ein Fahrer Korrekturgläser tragen, so ist dies in seinem Führerausweis zu vermerken. Bei der Untersuchung von Körperbehinderungen hat der Arzt festzustellen, ob durch diese Behinderungen über längere Zeit wirksame und schnelle Fahrbewegungen oder die Bedienung der technischen Einrichtungen beeinträchtigt sind, vor allem auch in Situationen einer plötzlichen Gefahr.

In den folgenden drei Kapiteln werden die rechtlichen Verhältnisse in der Bundesrepublik Deutschland, in Österreich und in der Schweiz dargestellt. Diese stützen sich weitgehend auf das erwähnte Übereinkommen der Wirtschaftskommission für Europa.

Tabelle 4. Mindestanforderungen an die körperliche und geistige Tauglichkeit von Motorfahrzeuglenkern (gemäß Anlage II der Wirtschaftskommission für Europa der Vereinten Nationen)

	Gruppe A, B	Gruppe C, D
Sehstörungen	Sehschärfe korr. binokular mind. 0,5, auf schlechterem Auge mind. 0,2, Einäugige mind. 0,8. Gesichtsfeld horizontal mind. 140°, keine Diplopie, keine Störung des beidäugigen Sehens	Sehschärfe unkorr. mind. 0,1, korrig. mind. 0,75/0,5. Keine Einäugigkeit. Keine Gesichtsfeldeinschränkung, keine Diplopie, keine Störung des beidäugigen Sehens
Hörstörungen	Auch Gehörlose zugelassen	Zur vollen Erfüllung der Aufgaben genügendes Hörvermögen
Körperbehinderung	Genügende technische Fz-Beherrschung. Erforderliche Fz-Änderungen müssen im Führerausweis eingetragen sein. Im Zweifelsfall praktische Fahrprüfung und/oder zeitlich begrenzter Führerausweis	Keine Beeinträchtigung der sachgemäßen und sicheren Fz-Führung (Muskelkraft, Beherrschung und Koordination)
Nervenleiden	Nur auf unterstützenden Antrag der zuständigen ärztlichen Stelle. Bei Körperbehinderung s. ferner entsprechende Mindestanforderungen. Nachuntersuchungen in regelmäßigen Abständen erforderlich. Epilepsie frühestens nach 2jähriger Anfallsfreiheit	Keine Erteilung oder Erneuerung möglich nach Epilepsie, Krankheit der Hirngefäße oder Lähmung infolge Schädigung des Rückenmarkes
Geistige Störungen	Nur auf unterstützenden Antrag der zuständigen ärztlichen Stelle	Wie bei Gruppe 1 unter besonderer Berücksichtigung der zusätzlichen Risiken und Gefahren
Herz- und Kreislauf-Störungen	Nur auf unterstützenden Antrag der zuständigen ärztlichen Stelle	Wie bei Gruppe 1 unter besonderer Berücksichtigung der zusätzlichen Risiken und Gefahren
Zuckerkrankheit	Erteilung oder Erneuerung eines zeitlich begrenzten Führerausweises, wenn 1) ärztliche Kontrollen garantiert sind, 2) keine Azidose und keine Augen-, Nervensystem- oder Kreislaufkomplikationen vorhanden sind	Bei Insulinbehandlung keine Ausweisabgabe oder Erneuerung

Tabelle 4. Fortsetzung

	Gruppe A, B	Gruppe C, D
Nierenleiden	Keine Erteilung oder Erneuerung bei schwerer Niereninsuffienz möglich	
Verschiedene Krankheiten	Bei schweren endokrinen Störungen (exkl. Diabetes) und bei schweren Blutkrankheiten nur auf Antrag der entsprechenden ärztlichen Stelle unter Beachtung der innerstaatlichen Rechtsvorschriften	
Alkoholismus	Bei bestehender chron. Trunksucht darf kein Ausweis erteilt oder erneuert werden. Nach Besserung nur auf Gutachtenantrag der zuständigen ärztlichen Stelle und nur befristet möglich. Regelmäßige Nachkontrollen sind notwendig	Wie bei Gruppe 1 unter besonderer Berücksichtigung der zusätzlichen Risiken und Gefahren
Drogen und Arzneimittel	Bei Abhängigkeit von psychoaktiver Droge darf kein Ausweis erteilt oder erneuert werden, bei regelmäßigem Konsum nur auf Gutachtenantrag der zuständigen ärztlichen Stelle	Wie bei Gruppe 1 unter besonderer Berücksichtigung der zusätzlichen Risiken und Gefahren
Ärztliche Untersuchung bei Bewerbung	Nur bei verkehrsrelevanten Leiden (Augen, evtl. Körperbehinderung)	Vorgeschrieben
Ärztliche Kontrollen von Ausweisinhabern	1. Nur bei verkehrsrelevanten Leiden 2. Ab 70. Altersjahr regelmäßig	Periodisch vorgeschrieben

Die rechtlichen Verhältnisse in der Bundesrepublik Deutschland

Hans-Joachim Wagner, Homburg/Saar

Die Grundlagen bilden das Straßenverkehrsrecht, das sich aus der Straßenverkehrsordnung, der Straßenverkehrszulassungsordnung, dem Straßenverkehrsgesetz, den Bestimmungen des Strafgesetzbuches, der Strafprozeßordnung und des Jugendgerichtsgesetzes zum Schutz des Straßenverkehrs zusammensetzt [157].

Bezüglich der Fahrtauglichkeit gilt folgende Grundregel:

Wer infolge körperlicher oder geistiger Mängel sich nicht sicher im Straßenverkehr bewegen kann, darf am Verkehr nur teilnehmen, wenn in geeigneter Weise – für die Führung von Fahrzeugen nötigenfalls durch Vorrichtungen an diesen – Vorsorge getroffen ist, daß er andere nicht gefährdet... (§ 2 Straßenverkehrszulassungsordnung in der Fassung vom 6.12.1969).

Im übrigen sind die Straßenverkehrsbehörden gehalten, Ermittlungen über die Eignung eines Fahrerlaubnisbewerbers anzustellen (§ 9 Straßenverkehrszulassungsordnung). Ergeben sich bei der Fahrprüfung Bedenken im Hinblick auf die körperlich-geistige Eignung, so müssen diese der Straßenverkehrsbehörde mitgeteilt werden (§ 11 Straßenverkehrszulassungsordnung). Zweifelt die Behörde schließlich nach ihren Feststellungen an der Eignung eines Fahrerlaubnisbewerbers oder Fahrerlaubnisinhabers, so kann sie die Hilfe ihr geeignet erscheinender Gutachter in Anspruch nehmen (§§ 3, 12 Straßenverkehrszulassungsordnung).

Dennoch bleibt dem Fahrerlaubnisinhaber oder Fahrerlaubnisbewerber weitgehend die Verpflichtung zur Selbstprüfung seines Körper- und Geisteszustandes überantwortet.

Sofern sich ein Fahrerlaubnisinhaber in ärztlicher Behandlung befindet, unterliegt der behandelnde Arzt grundsätzlich auch dann der Schweigepflicht, wenn er zu dem Ergebnis kommt, daß der Patient sich „infolge körperlicher oder geistiger Mängel nicht sicher im Straßenverkehr bewegen kann". Allerdings billigt ihm die Rechtspraxis – ebenso wie in der Schweiz – nur nicht gesetzlich verankert – ein Offenbarungsrecht zu, wenn nach vorausgegangener Aufklärung des Patienten dieser einer Belehrung unzugänglich und nicht bereit ist, von sich aus seine Fahrerlaubnis der Straßenverkehrszulassungsbehörde zurückzugeben.

Sofern der Straßenverkehrszulassungsbehörde Tatsachen über Mängel im körperlichen, geistigen und charakterlichen (sittlichen) Bereich bei einem Fahrerlaubnisinhaber bekannt werden, ist sie verpflichtet, ein diesbezügliches Gutachten einzuholen, mit dem in der Regel in der Bundesrepublik Deutschland die psychologisch-medizinischen Untersuchungsstellen beim Technischen Überwachungsverein e.V. betraut werden, die mit Ärzten und Psychologen besetzt sind. Sie übernehmen auch die Untersuchung von Fahrerlaubnisbewerbern, bei denen Zweifel an der Eignung bestehen [115]. Darüber hinaus existieren in den Bundesländern Obergutachterstellen, die zumeist den Universitäten angegliedert sind. Diese sog. Obergutachterstellen werden zumeist dann tätig, wenn ein betroffener Fahrerlaubnisbewerber oder -inhaber mit einem Vorgutachten nicht einverstanden ist und ein sog. Obergutachten beantragt [129].

Alle Gutachter haben gegenüber einer entscheidenden Instanz nach dem Gesetz nur eine Gehilfenstellung. Unter Wahrung seiner Kompetenz und Verantwortung für die Feststellung zur Frage der Fahrtauglichkeit hat der Gutachter die rechtlichen Folgerungen gegenüber der entscheidenden Instanz ableitbar zu machen, wohingegen die Folgerungen selbst nur die Verwaltungsbehörden bzw. die Gerichte treffen. Ein Entscheidungshinweis im Gutachten ist demnach für die endgültige rechtliche Beurteilung nicht bindend. Das Gutachten ist eine Entscheidungshilfe, die der Rechtsinstanz begründete Aussagen über das künftige Verhalten eines Fahrerlaubnisinhabers oder Fahrerlaubnisbewerbers ermöglichen soll, insbesondere soll es aufzeigen, welche Gefahren von gegebenen Krankheiten, Defekten, Leistungsmängeln oder anderen Sachverhalten ausgehen.

Um dem Gutachter seinerseits eine Entscheidungshilfe in die Hand zu geben, hat 1970 der Bundesminister für Verkehr den Gemeinsamen Beirat für Verkehrsmedizin beim Bundesminister für Verkehr und beim Bundesminister für Jugend, Familie und Gesundheit um ein Gutachten zu der Frage ersucht: „Welche Krankheiten schließen die Eignung zum Führen von Kraftfahrzeugen aus?" Die Erstauflage dieses Gutachtens wurde 1973 erstellt, eine Neuauflage erschien 1979 [89]. Bereits in der ersten Fassung wurde der Resolution der UN-Wirtschaftskommission für Europa (ECE) über die „Tauglichkeit der Fahrer" Rechnung getragen.

In der Einführung zu diesem Gutachten heißt es:

„Der Beirat hat es nicht als seine Aufgabe angesehen, den Versuch zu machen, alle vorkommenden und die Leistungsfähigkeit eines Menschen in Mitleidenschaft ziehenden Erkrankungen im Hinblick auf die Kraftfahreignung zu normieren. Es konnten in diesem Zusammenhang nur solche körperlich-geistigen Mängel in Betracht gezogen werden, deren Auswirkungen die Eignung zum Führen von Kraftfahrzeugen längere Zeit beeinträchtigen oder aufheben. Für Schwächezustände durch akute, vorübergehende, nur kurzzeitig anhaltende Erkrankungen (grippale Infekte, akute infektiöse Magen-Darmstörungen, aber auch Migräne, Heuschnupfen, Asthma etc.) bleibt es dem Verantwortungsbewußtsein jedes Verkehrsteilnehmers überlassen, durch kritische Selbstprüfung festzustellen, ob er unter den jeweils gegebenen Bedingungen noch am Straßenverkehr, insbesondere am motorisierten Straßenverkehr, teilnehmen will oder nicht. Das gilt prinzipiell auch für schwangere Frauen. In Zweifelsfällen bleibt stets die Möglichkeit, einen Arzt zu befragen, dessen Rat sich bei eventuellen Komplikationen nach den allgemeinen Beurteilungsgrundsätzen richten wird [96].

Aber auch für alle Auswirkungen der im folgenden aufgeführten Leiden hat der Verkehrsteilnehmer stets die Hauptlast der Verantwortung zu tragen. Nur wenn er selbst die Gefahren nicht sieht oder die erforderlichen Konsequenzen daraus nicht ziehen kann oder ziehen will, gibt dieses Gutachten Ärzte, Psychologen, amtlich anerkannten Sachverständigen für den Kraftfahrzeugverkehr und allen verantwortlich behördlichen Instanzen für ihre Tätigkeit im Rahmen der vorbeugenden Gefahrenabwehr Entscheidungshilfen.

Durch solche Entscheidungshilfen wird für den Arzt als Gutachter im verwaltungsbehördlichen und verwaltungsgerichtlichen Verfahren seine Schweigepflicht nicht berührt. Im einzelnen ist zu den mit der ärztlichen Schweigepflicht zusammenhängenden Rechtsproblemen nach dem Gutachtenauftrag nicht Stellung zu nehmen.

Die Aufgabe des Gutachtens wird erfüllt mit der Zusammenstellung eignungsausschließender und eignungseinschränkender körperlich-geistiger Mängel beim Fahrerlaubnisbewerber und Fahrerlaubnisinhaber. Es sind die fachärztlichen Erfahrungen, die hier ihren Niederschlag finden und die in der Abstimmung mit den gültigen Rechtsnormen u.a. die Praxis der Begutachtung des Einzelfalles in Zukunft erleichtern sollen."

In diesem Gutachten sind auch die Problematik und die Richtlinien zum Kapitel „Sehvermögen und Kraftverkehr" mit berücksichtigt worden, wenngleich unabhängig davon im April 1971 das Bundesgesundheitsamt das Gutachten „Sehvermögen und Kraftverkehr" vorgelegt hat [35, 93].

Wie bereits zuvor erwähnt, sind in den vorgelegten Gutachten die EG-Richtlinien – des Rates zur Harmonisierung der Rechtsvorschriften betreffend die Erlaubnis zum Führen von Kraftfahrzeugen – berücksichtigt worden. Unter Bezugnahme auf diese EG-Richtlinien kann deshalb auf eine auszugsweise Wiedergabe der Leitsätze beider Gutachten verzichtet werden.

Die Gutachten sind durch eine Vielzahl von Sachverständigen in Gemeinschaftsarbeit erstellt worden und die Neuauflage ist in der Sitzung des Gemeinsamen Beirates für Verkehrsmedizin beim Bundesverkehrsministerium vom 2. 6. 1978 verabschiedet worden.

Die rechtlichen Bestimmungen in Österreich

H. Patscheider, St. Gallen/Schweiz

Das Kraftfahrgesetz 1967 (KFG)[1] sowie die Kraftfahrgesetzdurchführungsverordnung 1967 (KDV)[2] bilden die gesetzlichen Grundlagen für das gesamte Kraftfahrwesen. Sie enthalten auch die den Arzt interessierenden Bestimmungen über die gesundheitlichen Anforderungen an den Bewerber um einen Führerschein. Grundsätzlich darf nach diesen Bestimmungen die Berechtigung zum Lenken eines Kraftfahrzeuges nur an Personen erteilt werden, die „verkehrszuverlässig, zum Lenken von Kraftfahrzeugen der entsprechenden Gruppe geistig und körperlich geeignet und fachlich befähigt sind".

Als verkehrszuverlässig gilt, wer die Verkehrssicherheit nicht durch rücksichtsloses Verhalten im Straßenverkehr oder durch Trunkenheit gefährden oder sich nicht eines Kraftfahrzeuges zur Begehung sonstiger schwerer strafbarer Handlungen bedienen wird. Dies festzustellen, obliegt der Behörde, bei der der Antrag um Erteilung der Lenkerberechtigung gestellt wird. Dies ist in der Regel die Bezirksverwaltungsbehörde. Diese ist verpflichtet, in jedem Fall auch ein ärztliches Gutachten über die körperliche und geistige Eignung des Antragstellers einzuholen (§ 67, Z 2, KFG). Obwohl der Gesetzestext dies nicht ausdrücklich festhält, kann jeder niedergelassene Arzt eine solche Begutachtung durchführen – ausgenommen bei jenen Bewerbern, bei welchen von vornherein körperliche Gebrechen erkennbar sind. Diese letzteren sind dem Amtsarzt zur Untersuchung und Begutachtung zu überweisen, weil in diesen Fällen, wie dies weiter unten noch ausgeführt wird, besondere Aspekte zu beachten sind.

Die in der KDV umschriebenen, gesundheitlichen Anforderungen an den Führerscheinbewerber sind je nach der beantragten Fahrzeuggruppe verschieden, was für die ärztliche Untersuchung und Begutachtung wesentlich ist. Generell ist jemand geeignet zum Lenken eines Kraftfahrzeuges einer bestimmten Gruppe, wenn er geistig gesund ist, über die nötige Körpergröße, Körperkraft und Gesundheit verfügt und ohne Gebrechen ist. In Österreich wird die Lenkerberechtigung, auf Grund derer erst der Führerschein ausgestellt wird, nach dem KFG für folgende Gruppen von Kraftfahrzeugen erteilt:

Gruppe A: Motorräder, Motorräder mit Beiwagen, Invalidenkraftfahrzeuge und Kraftfahrzeuge mit 3 Rädern und einem Eigengewicht von

---
[1] Bundesgesetzblatt für die Bundesrepublik Österreich 1497–1566 (1967)
[2] Bundesgesetzblatt für die Bundesrepublik Österreich 2461–2509 (1967)

nicht mehr als 400 kg, auch wenn mit ihnen ein leichter Anhänger gezogen wird.

Gruppe B: Kraftwagen zur Personenbeförderung mit nicht mehr als 8 Plätzen außer dem Lenkerplatz oder Kraftwagen zur Güterbeförderung mit einem höchsten zulässigen Gesamtgewicht von nicht mehr als 3500 kg, auch wenn mit ihnen ein leichter Anhänger gezogen wird.

Gruppe C: Kraftwagen zur Güterbeförderung mit einem höchsten zulässigen Gesamtgewicht von mehr als 3500 kg, auch wenn mit ihnen ein leichter Anhänger gezogen wird.

Gruppe D: Kraftwagen zur Personenbeförderung mit mehr als 8 Plätzen außer dem Lenkerplatz, auch wenn mit ihnen ein leichter Anhänger gezogen wird.

Gruppe E: Kraftwagen, mit denen andere als leichte Anhänger gezogen werden, sofern der Lenker zum Lenken dieser Kraftwagen berechtigt ist.

Gruppe F: Zugmaschinen der Klassen I und II (§ 90, Abs. 2) und Motorkarren, auch wenn mit ihnen ein Anhänger gezogen werden kann, und selbstfahrende Arbeitsmaschinen, mit denen auf gerader, waagrechter Fahrbahn eine Geschwindigkeit von 30 km/h nicht überschritten werden kann oder die zur Verwendung im Rahmen eines land- und forstwirtschaftlichen Betriebes bestimmt sind.

Gruppe G: Selbstfahrende Arbeitsmaschinen und Sonderkraftfahrzeuge (§ 2, Z 21 und 23), auch wenn mit ihnen ein leichter Anhänger gezogen wird.

Gruppe H: Kraftwagen zur Beförderung gefährlicher Güter (§ 92), auch wenn mit ihnen ein leichter Anhänger (§ 2, Z 2) gezogen wird.

Zum Lenken eines Kraftfahrzeuges einer bestimmten Gruppe ist *körperlich geeignet,* wer eine Körpergröße von mindestens 155 cm, bei Kraftfahrzeugen der Gruppen C, D, E und H von mindestens 160 cm und bei Kraftfahrzeugen der Gruppen A und B von höchstens 200 cm aufweist. Wenn diese Mängel durch Verwendung von Behelfen, wie z.B. Sitzkissen, oder Fahrzeuge besonderer Art ausgeglichen werden können, sind auch Personen, die die obigen Voraussetzungen nicht erfüllen, zum Lenken von Kraftfahrzeugen bestimmter Gruppen als geeignet anzusehen. Weiterhin muß der zu Untersuchende über Muskelkräfte verfügen, die zur Bedienung der Bremsen und der Lenkvorrichtung während der Fahrt erforderlich und ohne besondere Mühe aufzubringen sind.

Die *geistige Eignung* ist gegeben, wenn weder Geisteskrankheiten noch schwere geistige oder seelische Störungen, auffällige Störungen der Beobachtungs- und Konzentrationsfähigkeit sowie des Erinnerungsvermögens vorliegen. Geistig gesunde Personen, die früher in einer Anstalt für Geisteskranke aufgenommen waren, dürfen nur dann als zum Lenken von Kraftfahrzeugen geeignet bezeichnet werden, wenn durch eine fachpsychiatrische Untersuchung bestätigt wird, daß bei ihnen keine Zeichen einer Geisteskrankheit oder einer dieser gleichzusetzenden geistigen oder seelischen Störung, unter Berücksichtigung der Möglichkeit von Remissionen oder Rezidiven, vorliegen. Dies gilt auch für Führerscheinbewerber, die sich in stationärer Behandlung in einer Trinkerheilstätte oder einer Entwöhnungsanstalt befunden haben.

Als *gesund* gilt jemand, bei dem nicht festgestellt wurden (§ 34 KDV):
1. Schwere Allgemeinerkrankungen oder schwere Lokalerkrankungen.
2. Organische Erkrankungen des zentralen oder peripheren Nervensystems, die das sichere Beherrschen des Kraftfahrzeuges und das Einhalten der für das Lenken des Kraftfahrzeuges geltenden Vorschriften beeinträchtigen könnten.
3. Erkrankungen, bei denen es zu plötzlichen Bewußtseinsstörungen oder -trübungen kommt.
4. Trunksucht.
5. Andere Suchtformen, die das sichere Beherrschen des Kraftfahrzeuges und das Einhalten der für das Lenken des Kraftfahrzeuges geltenden Vorschriften beeinträchtigen könnten.
6. Neurotische Zustandsbilder höheren Grades.
7. Schwere Augenerkrankungen, die das Sehvermögen beeinträchtigen können.

Als hinreichend *frei von Gebrechen* gilt eine Person, bei der folgende Gebrechen nicht bestehen:
1. Auffällige Störungen des Raum- und Muskelsinnes, des Tastgefühls oder der Koordination der Muskelbewegungen.
2. Organische Veränderungen, die eine schwere Behinderung der Atmung verursachen.
3. Defekte an Gliedmaßen, die das sichere Beherrschen des Kraftfahrzeuges und das Einhalten der für das Lenken des Kraftfahrzeuges geltenden Vorschriften beeinträchtigen können.
4. Das Fehlen einer Hand hinsichtlich des Lenkens von einspurigen Krafträdern.
5. Eingeschränkte Beweglichkeit der Gelenke und Gliedmaßen, die das sichere Beherrschen des Kraftfahrzeuges und das Einhalten der für das Lenken geltenden Vorschriften beeinträchtigen kann.
6. Fehlen oder praktische Blindheit eines Auges.
7. Defekte in der unteren Gesichtsfeldhälfte beider Augen, auch wenn sie nur einen Quadranten betreffen, Störungen der Schlußfähigkeit der Augenlider, Auftreten von Doppelbildern, totale Farbenblindheit oder hochgradige Nachtblindheit.
8. Farbuntüchtigkeit für Rot vom Grade einer Protanopie.

9. Mangelhafte Sehschärfe.
10. Mangelhaftes Hörvermögen oder Störungen des Gleichgewichtes.

Hierzu ist anzufügen, daß Einäugige zum Lenken von Kraftfahrzeugen der Gruppen A, B und F geeignet sind, wenn der Verlust der Sehfähigkeit des einen Auges mindestens 12 Monate zurückliegt und durch einen fachärztlichen Befund beim sehenden Auge ein normales Gesichtsfeld und eine Sehschärfe von mindestens 6/8 festgestellt wurden. Diese Sehschärfe muß bei Tageslicht wie auch im Dunkelraum mit beleuchteten Sehtafeln gegeben sein. In solchen Fällen darf die Dauer der Eignung nur auf höchstens 5 Jahre bemessen werden, wobei für die Festsetzung des Zeitraumes die Ursache des Verlustes oder der Blindheit des einen Auges berücksichtigt werden muß. Wird bei solchen Personen die Lenkerberechtigung durch die Behörde erteilt, so ist für sie als Auflage die Benützung eines Augenschutzes vorzuschreiben, wenn Fahrzeuge ohne Windschutzscheibe oder mit Windschutzscheiben, deren oberer Rand nicht höher liegt als die Augen des Lenkers, verwendet werden. Die in § 35, Abs. 1, lit. i KDV angeführte *mangelhafte Sehschärfe* liegt vor, wenn eine Sehschärfe 1. für das Lenken von Kraftfahrzeugen der Gruppen A, B und F von mindestens 6/12 auf einem Auge und von mindestens 6/24 auf dem anderen, 2. für das Lenken von Kraftfahrzeugen der Gruppen C, D, E, G und H von mindestens 6/8 auf einem Auge und von mindestens 6/12 auf dem anderen, nicht erreicht wird.

Kann die angegebene Sehschärfe erst durch das Tragen einer Brille hergestellt werden, so ist deren Verwendung beim Lenken eines Kraftfahrzeuges als Auflage vorzuschreiben. Lenker von Kraftfahrzeugen der Gruppen D und H dürfen zur Korrektur nicht stärkere Gläser als 6 Dioptrien sphärisch und 2 Dioptrien zylindrisch verwenden. Dabei ist zu berücksichtigen, ob und in welcher Stärke bisher Brillen getragen wurden. Zylindergläser dürfen nicht kreisrund sein und Kontaktlinsen nur verwendet werden, wenn sie in einem fachärztlichen Befund als für die betreffende Person geeignet bezeichnet wurden. Auch wenn die geforderte Sehschärfe nur mit stärkeren Gläsern als +6 oder −10 Dioptrien sphärisch und ±2 Dioptrien zylindrisch erreicht werden kann oder im Falle einer Korrekturdifferenz von mehr als 2 Dioptrien zwischen beiden Augen, gilt die Eignung zum Lenken als gegeben, wenn ein entsprechender fachärztlicher Befund vorliegt und aufgrund der bisherigen Verwendung von Brillen keine Bedenken bestehen.

Liegt eine Farbuntüchtigkeit vor, gelten solche Personen zum Lenken eines Kraftfahrzeuges der Gruppe F innerhalb eines bestimmten Gebietes geeignet, wenn sie das Brems- und Schlußlicht von Fahrzeugen erkennen können, wobei eine entsprechende Geschwindigkeitsbeschränkung von der Behörde als Auflage vorgeschrieben wird.

Als *mangelhaftes Hörvermögen* gilt, wenn ohne Verwendung von Hörbehelfen folgende Hörleistung nicht erreicht wird:

1. Für Lenker der Gruppen A, B, C und F: auf beiden Ohren Konversationssprache auf eine Entfernung von mindestens 1 m oder auf einem Ohr von mindestens 2 m.
2. Für Lenker der Gruppen C, D, E und H: auf jedem Ohr Konversationssprache auf eine Entfernung von mindestens 6 m oder auf einem Ohr Flüstersprache auf eine Entfernung von mindestens 6 m.

Die Eignung ist auch gegeben, wenn das unter 1. angeführte Hörvermögen nicht erreicht, durch eine besondere Prüfung jedoch festgestellt wird, daß das Gebrechen unter Berücksichtigung der sonstigen geistigen und körperlichen Beschaffenheit und der Intelligenz der untersuchten Person keine Gefahr für die Verkehrssicherheit darstellt. Dazu ist eine Beobachtungsfahrt notwendig.

Die Befundaufnahme und Begutachtung durch den Arzt muß sich nach den oben angeführten Vorschriften richten. Im Gutachten ist der Untersuchte als „geeignet", „bedingt geeignet", „beschränkt geeignet" oder „nicht geeignet" zu bezeichnen. Nach dem Gesetzestext sind Personen, die Körperersatzstücke oder Behelfe wie Sitzpolster, Brillen und dergleichen oder nur Fahrzeuge mit bestimmten Merkmalen (Sonderausführungen) verwenden, als „bedingt geeignet" einzustufen. Der Arzt muß bei ihnen Auflagen, wie das Tragen einer Brille beim Lenken oder zeitliche, örtliche und sachliche Gültigkeitsbeschränkungen anführen, unter deren Beachtung die Behörde erst eine Lenkerberechtigung erteilt. Dies gilt auch für die Fahrzeuglenker, deren Eignung nur für eine bestimmte Zeit angenommen werden kann und die deshalb nachuntersucht werden müssen. „Beschränkt geeignet" sind Personen, die nur zum Lenken eines Invaliden- oder Ausgleichsfahrzeuges in der Lage sind. In solchen Fällen muß die Art der körperlichen Mängel angegeben und das Kennzeichen und die Fahrgestellnummer des Fahrzeuges, durch das diese ausgeglichen werden können, angeführt werden. Sind die Voraussetzungen (geistig und körperlich) zum Lenken eines Kraftfahrzeuges ohne Einschränkung vorhanden, so ist der Proband als „geeignet" zu bezeichnen. In allen anderen als den vorgenannten Fällen, erscheint der Bewerber als Fahrzeuglenker „nicht geeignet".

Die Lenkerberechtigung für die Gruppen D und H, die nur an „geeignete" Personen erteilt wird, darf für höchstens 5 Jahre zuerkannt werden. Nach Ablauf dieser Zeit muß eine neuerliche Begutachtung durch den Arzt erfolgen, die die Feststellung zum Ziele hat, daß die geistige und körperliche Eignung noch gegeben ist. Hegt indes die Behörde keine Bedenken, daß die fachlichen Voraussetzungen beim Probanden noch vorhanden sind, kann von einer neuerlichen Untersuchung abgesehen werden. Gleichfalls für höchstens 5 Jahre wird die Lenkerberechtigung an Fahrzeuglenker der Gruppen A, B, C, F oder G erteilt, bei denen eine Erkrankung oder ein Gebrechen besteht, das die Eignung zum Lenken zwar ausschließen würde, die aber in der der Feststellung dieser Mängel vorangehenden 2 Jahren Kraftfahrzeuge der betreffenden Gruppe tatsächlich gelenkt haben, weshalb angenommen werden darf, daß durch Übung ein Ausgleich der bestehenden Behinderungen eingetreten ist. Diese Eignung muß aber nach Ablauf von spätestens 5 Jahren neuerlich vom Arzt festgestellt werden.

Personen, bei welchen aufgrund ihrer körperlichen Gebrechen von vornherein anzunehmen ist, daß sie zum Lenken eines Kraftfahrzeuges nur „bedingt", „beschränkt" oder „nicht geeignet" sein werden, müssen grundsätzlich vom Amtsarzt untersucht werden. Sollten sich solche Gebrechen erst im Laufe der Untersuchung beim praktischen Arzt herausstellen, müssen davon Betroffene dem Amtsarzt zugewiesen werden. In diese Gruppe von Antragstellern gehören Personen mit den folgenden Besonderheiten oder Gebrechen: Brillenträger, Einäugigkeit, schwere Hörfehler, Verlust von Gliedmaßen, Versteifung eines oder mehrerer größerer Gliedmaßen, Gelenke oder der Wirbelsäule, Nerven- oder Geisteskrankheiten, Süchtigkeiten (Drogenabhängige), schwere Herz- und Kreislauferkrankungen, Leiden, die mit Bewußtseinsverlust oder Bewußtseinsstörungen einhergehen können, wie z.B. Epilepsie oder Diabetes, andere grob augenfällige körperliche Gebrechen.

Den genannten gesetzlichen Bestimmungen entsprechend, wird sich der Gang der Untersuchung gestalten müssen. Der Bewerber erhält von der Zulassungsbehörde ein Formular, in das die Ergebnisse der ärztlichen Untersuchung einzutragen sind, so daß hinsichtlich des Umfanges und der Art der Befunderhebung keine Schwierigkeiten für den untersuchenden Arzt bestehen. Wichtig ist es jedoch, stets an die Notwendigkeit zu denken, die in den gesetzlichen Grundlagen speziell hervorgehobene Gruppe der Probanden dem Amtsarzt zuzuweisen. Auch in Fällen, bei denen der Arzt Zweifel über die Eignung eines Probanden zur Führung eines Kraftfahrzeuges hegt, ist es zweckmäßig, sich mit dem Amtsarzt zur Abklärung dieser Fragen in Verbindung zu setzen. Daß sich bei entsprechender Fragestellung auch eine Untersuchung und Beratung durch einen Facharzt empfiehlt, braucht nicht besonders betont zu werden, zumal im Gesetzestext die hierfür gegebenen Indikationen klar umschrieben sind.

Gelegentlich stößt der Arzt in der Praxis oder im Spital bei der Untersuchung eines Kranken auf Befunde oder Zustände, die aus ärztlicher Sicht geeignet sind, die Verkehrstüchtigkeit zu vermindern oder gar aufzuheben. Darüber darf nun nicht hinweggegangen werden, sondern es ist vielmehr ein Gebot der ärztlichen Sorgfaltspflicht, dies auch dem Patienten in geeigneter Form mitzuteilen und ihn eindringlich auf seine Verantwortung als Fahrzeuglenker und die Gefahren hinzuweisen, die ihm selbst und anderen Verkehrsteilnehmern drohen, wenn er es nicht unterläßt, weiterhin mit seinem Wagen zu fahren. Man wird ihm je nach Art der Erkrankung bzw. Behinderung einen vorübergehenden oder dauernden Verzicht empfehlen müssen.

Verschließt sich jedoch ein Patient derartigen Warnungen, so hat der Arzt die Möglichkeit einzugreifen, ohne sich dadurch einer Verletzung des Berufsgeheimnisses schuldig zu machen. Er ist zwar, im Gegensatz zu den Bestimmungen des Epidemie- oder Geschlechtskrankheitengesetzes nicht verpflichtet, in solchen Fällen eine Anzeige zu erstatten, jedoch besitzt er ein Offenbarungsrecht [64], das ihm z.B. erlaubt, einen uneinsichtigen Epileptiker zwecks Aberkennung des Führerscheins der Behörde zu melden. Zwar bedroht der § 121, Abs. 1 des STGB die Offenbarung oder Verwertung eines Geheimnisses, das den Gesundheitszustand einer Person betrifft, mit Strafe, jedoch bestimmt Abs. 5 dieses Paragraphen, daß die Offenbarung straflos bleibt, wenn sie nach Inhalt und Form durch ein öffentliches oder ein berechtigtes privates Interesse gerechtfertigt ist. Öffentliches Interesse an einer Offenbarung besteht aus der Sicht der öffentlichen Gesundheitspflege, der Rechtspflege und anfragender Behörden, während in diesem Zusammenhang ein berechtigtes privates Interesse außer acht bleiben kann [88]. In gleichem Sinne, aber noch weiter ausgreifend, umschreibt der § 10, Abs. 2 und 3 des Ärztegesetzes, unter welchen Voraussetzungen die Verpflichtung zur Wahrung des Berufsgeheimnisses aufgehoben wird. Für die verkehrsmedizinische Praxis ist hier Abs. 2, lit. d des § 10 des Ärztegesetzes von großer Bedeutung, weil er bestimmt, daß die Schweigepflicht nicht mehr besteht, „wenn die Offenbarung des Geheimnisses nach Art und Inhalt durch Interessen der öffentlichen Gesundheitspflege oder der Rechtspflege gerechtfertigt ist". Dem Arzt wird hier die Möglichkeit eingeräumt, bei Kollision zweier Rechtsgüter – nämlich der Verschwiegenheit über die ihm anvertrauten oder bekannt gewordenen Geheimnisse und dem Interesse der Öffentlichkeit – selbst eine verantwortliche Interessenabwägung vornehmen zu dürfen [150], wobei das geringerwertige Rechtsgut zugunsten des höherwertigen in den Hintergrund tritt. Dies ist der Fall, wenn der Arzt Personen, die durch einen Erkrankten gefährdet werden, warnt oder die für den Schutz der Allgemeinheit verantwortlichen Stellen auf einen solchen Kranken aufmerksam macht. Es liegt somit allein in der Hand des Arztes, sorgfältig und zurückhaltend zu entscheiden, ob er einen wegen eines Leidens fahruntauglichen und uneinsichtigen Patienten der Bezirksverwaltungsbehörde meldet oder ob er bereit ist, die Verantwortung zu tragen, ihn weiter am Verkehr teilnehmen zu lassen.

Die rechtlichen Verhältnisse in der Schweiz
(Erfassung der kranken und gebrechlichen Fahrzeuglenker)

Die Grundlagen bilden das Straßenverkehrsgesetz (SVG), die Verkehrsregelungsverordnung (VRV) und die Verkehrszulassungsverordnung (VZV). Im Art. 14 SVG wird u.a. festgehalten, daß „ein Lernfahr- oder Führerausweis nicht erteilt werden dürfe an Personen, welche
- durch körperliche oder geistige Krankheiten oder Gebrechen gehindert sind, ein Motorfahrzeug sicher zu führen;
- dem Trunke oder anderen die Fahrfähigkeit herabsetzenden Süchten ergeben sind;
- nach ihrem bisherigen Verhalten nicht Gewähr bieten, daß sie als Motorfahrzeuglenker die Vorschriften beachten und auf die Mitmenschen Rücksicht nehmen werden."

Im Anhang 1 der VZV stellte der Bundesrat in der Folge medizinische Mindestanforderungen auf, denen die Lenker der verschiedenen Fahrzeugkategorien genügen müssen (Tabelle 5).

Schwieriger ist die Rechtslage bei einem Inhaber eines Führerausweises, der zu einem späteren Zeitpunkt an einem verkehrsgefährdenden Leiden erkrankt. Nach dem Wortlaut des Gesetzes besteht für ihn keine Meldepflicht. Art. 31 SVG führt lediglich aus, „der Führer habe sein Fahrzeug ständig so zu beherrschen, daß er seinen Vorsichtspflichten nachkommen könne" und „wer angetrunken, übermüdet oder sonst nicht fahrfähig sei, dürfe kein Fahrzeug führen". Ein medizinischer Laie wird nun aber in den wenigsten Fällen darüber entscheiden können, ob und gegebenenfalls in welchem Ausmaß seine Fahrtauglichkeit durch eine bestimmte Krankheit eingeschränkt wird. Der Arzt sieht diesbezüglich klarer. Deshalb wurde er gemäß Art. 14 Abs. 4 SVG gesetzlich wie folgt ermächtigt:

> „Jeder Arzt kann Personen, die wegen körperlicher oder geistiger Krankheiten oder Gebrechen oder wegen Süchten zur sicheren Führung von Motorfahrzeugen nicht fähig sind, der Aufsichtsbehörde für Ärzte und der für Erteilung und Entzug des Führerausweises zuständigen Behörde melden."

Zuständig für die Abgabe oder den Entzug eines Führerausweises sind in den Kantonen die Motorfahrzeugkontrollen oder Straßenverkehrsämter. Gegen ihren Entscheid kann bei der kantonalen Rekurskommission oder dem Regierungsrat rekurriert werden. Ferner besteht die Möglichkeit, den Einspruch bis vor das Bundesgericht zu tragen.

Die medizinische Untersuchung zur Beurteilung der Fahrtauglichkeit

Tabelle 5. Medizinische Mindestanforderungen (Art. 6, 49 und 65). (Nach VZV 1976)

	1. *Gruppe* Führerausweis-Kategorie D	2. *Gruppe* a) Führerausweis-Kategorie B 1 b) Führerausweis-Kategorie C c) Führerausweis-Kategorie D 1 d) Fahrlehrer (Kategorien I u. II) e) Sachverständige	3. *Gruppe* a) Führerausweis-Kategorien A, A 1, B, C 1, F und G b) Fahrlehrer (Kat. III)
1 Größe	160 cm	Buchstabe b): 155 cm	
2 Nervensystem	Keine Geisteskrankheiten. Keine Nervenkrankheiten mit dauernder Behinderung. Kein Schwachsinn. Keine Psychopathien. Keine periodischen Bewußtseinstrübungen oder -verluste. Keine Gleichgewichtsstörungen	Keine Geisteskrankheiten. Keine Nervenkrankheiten mit dauernder Behinderung. Kein Schwachsinn. Keine Psychopathien. Keine periodischen Bewußtseinstrübungen oder -verluste. Keine Gleichgewichtsstörungen	Keine schweren Nervenkrankheiten. Keine Geisteskrankheiten von Bedeutung. Kein Schwachsinn. Keine Psychopathien. Keine periodischen Bewußtseinstrübungen oder -verluste. Keine Gleichgewichtsstörungen
3 Gesicht	Sehschärfe unkorrigiert oder korrigiert ein Auge minimal 1,0, das andere minimal 0,8. Korrigierende Gläser konkav maximal 4, konvex maximal 3 Dioptrien. Astigmatismus maximal 2 Dioptrien. Keine Einschränkung des Gesichtsfeldes. Keine Störung des Dämmerungssehens. Keine wesentliche Einschränkung des stereoskopischen Sehens. Kein Schielen (paralytisch und konkomitierend). Keine Aphakie, außer bei	Sehschärfe korrigiert beidseitig minimal 0,8 oder ein Auge korrigiert 1,0, das andere korrigiert minimal 0,6. Keine Einschränkung des Gesichtsfeldes. Keine Störung des Dämmerungssehens. Kein Doppelsehen. Keine wesentliche Einschränkung des stereoskopischen Sehens. Keine Aphakie, außer bei ganztägiger Korrektur mit Kontaktglas und Binokularsehen. Bewerber, welche die verlangte Sehschärfe nur mit Brille oder	Ein Auge korrigiert minimal 0,6, das andere korrigiert minimal 0,1. Gesichtsfeld minimal 140° horizontal. Kein Doppelsehen. Einäugige oder einseitig Erblindete: korrigiert oder unkorrigiert minimal 0,8. Keine Einschränkung des Gesichtsfeldes. Für Einäugige ferner eine Wartefrist von minimal vier Monaten nach Zustandekommen der Einäugigkeit und eine Prüfung durch den Sachverständi-

Tabelle 5. Fortsetzung

	1. Gruppe	2. Gruppe	3. Gruppe
	ganztägiger Korrektur mit Kontaktglas und Binokularsehen. Kein Lagophtalmus. Keine Ptosis höheren Grades. Keine Pupillenstarre, auch einseitig nicht	Kontaktschalen erreichen, sind zum Tragen der Brille bzw. der Kontaktschalen während der Fahrt verpflichtet. Die Brille mit getönten Gläsern darf in der Dunkelheit eine Absorption von höchstens 35 Prozent aufweisen	gen unter Vorweisung eines augenärztlichen Zeugnisses. Nach Staroperation ist für Einäugige eine Wartefrist von vier Monaten festzusetzen
	Bewerber, welche die verlangte Sehschärfe nur mit Brille oder Kontaktschalen erreichen, sind zum Tragen einer Brille bzw. der Kontaktschalen während der Fahrt verpflichtet. Die Brille mit getönten Gläsern darf in der Dunkelheit eine Absorption von höchstens 35 Prozent aufweisen		Bewerber, welche die verlangte Sehschärfe nur mit Brille oder Kontaktschalen erreichen, sind zum Tragen der Brille bzw. der Kontaktschalen während der Fahrt verpflichtet. Die Brille mit getönten Gläsern darf in der Dunkelheit eine Absorption von höchstens 35 Prozent aufweisen
			Einäugige Gehörlose sind vom Fahren ausgeschlossen
4 Gehör	Hörweite für Konversationssprache beidseitig 8 m (ohne Hörapparat). Keine schweren Erkrankungen des Innen- oder Mittelohres	Hörweite für Konversationssprache beidseitig 3 m, bei einseitiger Taubheit 6 m (ohne Hörapparat)	Gehörlose Einäugige sind vom Fahren ausgeschlossen
5 Brustkorb und Wirbelsäule	Keine Mißbildungen und keine pathologischen Prozesse, welche die Atmung und Beweglichkeit beeinträchtigen	Keine Mißbildungen und keine pathologischen Prozesse, welche die Atmung und Beweglichkeit erheblich beeinträchtigen	Keine Mißbildungen, welche die Atmung und Beweglichkeit erheblich beeinträchtigen

Tabelle 5. Fortsetzung

	1. Gruppe	2. Gruppe	3. Gruppe
6 Atmungsorgane	Keine aktive Lungentuberkulose. Keine chronische Lungenerkrankung und kein Asthma, welche die allgemeine Leistungsfähigkeit beeinträchtigen. Keine Behinderung der Atmung. Kein Pneumothorax	Keine aktive Lungentuberkulose. Keine chronische Lungenerkrankung und kein Asthma, welche die allgemeine Leistungsfähigkeit beeinträchtigen. Keine Behinderung der Atmung	
7 Herz und Gefäße	Keine Herz- und Gefäßstörungen. Keine ernstliche Blutdruckanomalie	Keine ernstlichen Herz- und Gefäßstörungen. Keine ernstliche Blutdruckanomalie	Keine hochgradigen Kreislaufstörungen
8 Bauch- und Stoffwechselorgane	Keine erheblichen Funktionsstörungen des Magen-Darm-Systems und der Stoffwechselorgane. Keine Hernien. Kein Prolaps	Keine erheblichen Funktionsstörungen des Magen-Darm-Systems und der Stoffwechselorgane. Keine Beschwerden verursachende Hernien. Kein Prolaps	Keine schweren Stoffwechselkrankheiten
9 Gliedmaßen	Volle funktionelle Leistungsfähigkeit. Keine Verkrümmungen, Verkürzungen, Verstümmelungen, Versteifungen oder Lähmungen, welche die Führung erschweren	Für das sichere Führen genügende funktionelle Leistungsfähigkeit	Keine schweren Verstümmelungen, Versteifungen oder Lähmungen, die nicht durch Einrichtungen genügend korrigiert werden können

Tabelle 6. Ergebnis der ärztlichen Untersuchung: 1. wichtige anamnestische Angaben; 2. ärztlich erhobene Befunde

Allgemeine Körperbeschaffenheit (Konstitutionstyp)

Größe (ohne Schuhe), Gewicht (ohne Kleider)

Allgemeiner Eindruck: gesund? krank?

Nervensystem: Reflexe, Athetose, Lage- und Gleichgewichtssinn, geistig-psychische Veränderungen

Gesicht: Sehschärfe rechts und links, unkorrigiert und korrigiert, Farbensinn, Gesichtsfeld rechts und links, Einäugigkeit angeboren, krankheitsbedingt oder unfallbedingt, besondere Augenkrankheiten oder Anomalien

Gehör: Konversationssprache rechts und links, Krankheiten des Innen- oder Mittelohrs

Brustkorb und Wirbelsäule: Mißbildungen, Deformitäten, Versteifungen

Atmungsorgane: obere und untere Luftwege, Lungen

Herz und Gefäße: Herzgrenzen (relative Dämpfung, Spitzenstoß), Herztöne, evtl. Geräusche, Herzfrequenz in Ruhe und nach 10 Kniebeugen, Erholungszeit, Blutdruck (systolisch und diastolisch)

Bauch- und Stoffwechselorgane: Verdauungsorgane, Urogenitalorgane inkl. Urinuntersuchung auf Eiweiß und Zucker, endokrines System, Hernien, Prolapse

Gliedmaßen: Defekte, Verstümmelungen, Funktionsstörungen

---

kann von der kantonalen Behörde sowohl irgendeinem Privatarzt (Vertrauensarzt) als auch einer eigens dafür ernannten Spezialuntersuchungsstelle übertragen werden. Sie erstreckt sich im Prinzip auf die im Anhang 2 der VZV genannten Punkte (Tabelle 6).

Bei Spezialuntersuchungen und Kontrollen können Ausdehnungen oder Einschränkungen vorgenommen werden. Bei Gehörlosen und bei Körperbehinderten muß eine sachverständige Stelle die psychische Eignung bejahen. Epileptiker werden aufgrund eines Eignungsgutachtens des entsprechenden Facharztes zugelassen. Es ist wesentlich, daß dem Arzt auf sein Begehren alle Akten von der kantonalen Behörde zur Verfügung zu stellen sind, welche die körperliche oder psychische Eignung betreffen.

Jeder Bewerber um einen Lernfahrausweis wird in der Schweiz hinsichtlich Gehör- und Sehvermögen summarisch überprüft und erhält einen Fragebogen betreffend seiner Gesundheit zur schriftlichen Beantwortung (Tabelle 7). Ergeben sich hierbei Zweifel an seiner körperlichen oder psychischen Eignung, so wird er dem Vertrauensarzt überwiesen. Die Behörde kann auch von sich aus einen Bewerber dem Arzt überweisen, wenn sie Verdacht auf eine

Tabelle 7. Gesuch um die Erteilung eines Lernfahr- oder Führerausweises (Art. 12). (Nach VZV 1976)

Krankheiten und Gebrechen (Mit Ja oder Nein zu beantworten)

Benötigen Sie eine Brille oder tragen Sie Kontaktschalen? _____

Leiden Sie an einer nicht folgenlos ausgeheilten:
- Krankheit der Atmungsorgane? _____ – Nervenkrankheit? _____
- Krankheit des Herzens oder der – Krankheit der Bauchorgane? _____
  Blutgefäße? _____ – Unfallverletzung (Schädelbruch
- Nierenkrankheit? _____   u. a.)? _____

Leiden oder litten Sie jemals an:
- Ohnmachtsanfällen? _____ – Geisteskrankheiten? _____
- Schwächezuständen? _____ – Epilepsie oder epilepsieähnlichen
- Süchten (Alkohol, Rauschgift,   Anfällen? _____
  Medikamente)? _____

Ist ihres Wissens Ihr Blutdruck normal? _____
Wenn nein: zu hoch? _____ zu niedrig? _____

Waren Sie je in einer Trinkerheilanstalt interniert? _____

Haben Sie eine Entziehungskur für Rauschgift durchgemacht? _____

Waren Sie je in einer Anstalt für Geistes- oder Gemütskranke interniert? _____

Beziehen Sie wegen Krankheit oder Unfalles eine Rente? _____

Haben Sie andere Krankheiten oder Gebrechen, die Sie am Führen eines Fahrzeuges hindern könnten? _____

---

verkehrsrelevante Krankheit schöpft, z.B. aufgrund von Aktenunterlagen, von Meldungen, von auffälligem Verhalten usw. Außerdem wird der Vertrauensarzt bei folgenden Bewerbergruppen regelmäßig in Anspruch genommen:
- Höhere Fahrkategorien gemäß Tabelle 8;
- offensichtlich Körperbehinderte;
- Gehörlose.

Schließlich führt der Vertrauensarzt bei folgenden Ausweisinhabergruppen Kontrolluntersuchungen durch:

- Höhere Fahrkategorien gemäß Tabelle 8 (bis zum 50. Lebensjahr alle 5 Jahre, nachher alle 3 Jahre);
- mehr als 70 Jahre alte Fahrer (alle 2 Jahre);
- Lenker nach schweren Unfallverletzungen oder nach schweren Krankheiten.

Die Behörden in den einzelnen Kantonen der Schweiz haben diese gesetzlichen Grundlagen unterschiedlich angewendet. So schuf beispielsweise der Kanton Zürich eine eigentliche verkehrsmedizinische Untersuchungsstelle,

Tabelle 8. Ausweiskategorien der Fahrzeuglenker (Art. 3 VZV)

	Kat.	
Niedrige Fahrkategorie	Kat. A	Motorräder mit einem Hubraum von mehr als 125 cm³
	Kat. A₁	Kleinmotorräder und Motorräder mit einem Hubraum bis zu 125 cm³
	Kat. B	Motorwagen mit einem Gesamtgewicht von nicht mehr als 3500 kg und mit nicht mehr als 8 Sitzplätzen außer dem Führersitz
Höhere Fahrkategorie	Kat. B₁	Motorwagen der Kat. B zum gewerbsmäßigen Personentransport
	Kat. C	Motorwagen zur Güterbeförderung mit einem Gesamtgewicht von mehr als 3500 kg
	Kat. C₁	Schwere Feuerwehrmotorwagen mit Arbeitsgeräten
	Kat. D	Schwere Motorwagen zur Personenbeförderung mit mehr als 8 Sitzplätzen außer dem Führersitz
	Kat. D₁	Kleinbusse zum gewerbsmäßigen Personentransport
Spezial-Kategorie	Kat. E	Anhänger an Motorwagen der Kat. B, C oder D, für die nicht schon der Führerausweis dieser Kat. berechtigt
	Kat. F	Motorfahrzeuge mit einer Höchstgeschwindigkeit bis 40 km/h, unter Ausschluß gewerbsmäßiger Personentransporte
	Kat. G	Landwirtschaftliche Motorfahrzeuge

Tabelle 9. Beurteilung der Führertauglichkeit Ihres Patienten XY

Bewegungsapparat
Atmungs- und Ausscheidungsorgane
Herz und Kreislauf
Sehschärfe und Gesichtsfeld
Hörvermögen
Nervensystem und psychischer Zustand

(geht an den Hausarzt des über 70jährigen Fahrzeuglenkers)

welche fachtechnisch dem Gerichtlich-Medizinischen Institut der Universität unterstellt wurde. Vertrauensärztliche Untersuchungen werden praktisch ausschließlich durch diese Stelle oder durch Bezirksärzte vorgenommen mit Ausnahme einzelner fachärztlicher Begutachtungen und der Beurteilung der über 70jährigen Fahrzeuglenker. Hier verlangt die Zürcherische Behörde lediglich hausärztliche Zeugnisse (Formular Tabelle 9), welche von einem Vertrauensarzt beurteilt werden.

Durch die zentralisierte Beurteilung besteht Gewähr einer möglichst einheitlichen Praxis im Sinne einer „unité de doctrine". Als Nachteil ist hervorzuheben, daß der Amtsarzt lediglich eine einmalige Querschnittsuntersuchung vornimmt und im übrigen den Patienten nicht kennt. Um sich über den eigentlichen Ablauf der Krankheit mit evtl. Rückwirkung auf die Fahrtauglichkeit zu orientieren, benötigt er eine enge Zusammenarbeit mit dem behandelnden Arzt. Diese wird denn auch regelmäßig angestrebt, vorausgesetzt, daß der Kranke seinen Hausarzt von der Schweigepflicht gegenüber dem Amtsarzt entbindet (Formular s. Tabelle 10).

Ferner arbeitet die verkehrsmedizinische Untersuchungsstelle eng mit einer Reihe von Spezialisten zusammen, vor allem mit Psychiatern, Epileptologen, Internisten und Augenärzten sowie mit Fürsorgern, Sozialarbeitern, Verkehrspsychologen, Fahrlehrern und technischen Experten. Dadurch wird eine umfassendere Beurteilung eines Kranken möglich. Gleichzeitig kann dessen Hausarzt davon entlastet werden, den Entscheid über die (weitere) Fahrtauglichkeit selbst fällen zu müssen, was u.U. das therapeutische Verhältnis ungünstig beeinflussen könnte. Dies hat vor allem seine Bedeutung für die psychiatrische Praxis.

Der von der Behörde ernannte Vertrauensarzt erhält an einzelnen Orten auch Einsicht in das Bußenregister des zu Beurteilenden, an anderen Orten wird ihm diese Einsicht verweigert. Man kann darüber streiten, ob es für eine medizinische Begutachtung notwendig sei, das Vorstrafenregister zu kennen. Jedenfalls ist darauf hinzuweisen, daß eine solche Kenntnis die Beurteilung u.U. wesentlich zu erleichtern vermag. Beispielsweise findet sich eine auffällige Häufung eines bestimmten Delikttyps, die gegebenenfalls auf eine gesund-

Tabelle 10. Entbindungserklärung (Art. 321 StGB)

Der/Die Unterzeichnete ermächtigt hiermit

    Herrn / Frau / Fräulein Dr. med. _____

dem Gerichtlich-Medizinischen Institut der Universität Zürich die gewünschten Auskünfte zu erteilen bzw. die Unterlagen zur Verfügung zu stellen zum Zwecke einer Begutachtung für _____

Ort und Datum   Unterschrift des Kranken mit Adresse heitliche Störung hinweist (mehrfache Unfälle bei Dämmerlicht, wiederholtes Übersehen eines seitlichen Verkehrsgeschehens, Fahren in angetrunkenem Zustand im Rückfall, „Unaufmerksamkeit", die sich als kurzzeitige Absenz erweist etc.). Auch eine wissenschaftliche Auswertung von Krankengruppen bezüglich ihrer Bewährung im Verkehr läßt sich ohne Berücksichtigung des Bußenregisters nicht durchführen. Gerade solche Auswertungen im Kollektiv sind aber für eine wirkungsvolle prospektive Unfallprophylaxe sehr wesentlich.

Abschließend sei noch auf zwei spezielle gesetzliche Regelungen von medizinischer Bedeutung verwiesen: Nach VRV Art. 2 ist den Lenkern von Motorwagen zum gewerbsmäßigen Personentransport der Genuß alkoholischer Getränke während der Arbeitszeit und innerhalb von 6 h vor Beginn der Arbeit untersagt. Diese Bestimmung bietet einigermaßen Gewähr, daß ein Fahren in alkoholisiertem Zustand bei Taxi- und Carlenkern vermieden wird. Tatsächlich fällt auf, daß diese Inhaber höherer Fahrausweise selten einer Blutprobe wegen Verdacht auf Angetrunkenheit zugeführt werden müssen, während eine solche bei Lastwagenfahrern bedeutend häufiger ist. Ein gesetzliches Alkoholverbot bei Lastwagenlenkern besteht nämlich nicht.

Gemäß VRV Art. 3a müssen in Personenwagen, Lieferwagen und Kleinbussen die darin befindlichen Sicherheitsgurte auf den Vordersitzen getragen werden. Ausgenommen davon sind u.a. Personen aufgrund einer ärztlichen Bescheinigung. Der Arzt wird bei Ausstellung einer derartigen Bescheinigung zurückhaltend sein.

Häufig drängt sich gleichzeitig auch die Überprüfung der weiteren Fahrtauglichkeit auf. Folgende Beispiele möglicher Gurttragdispens seien aufgezählt:

- Schwere Invalidität (bei welcher beispielsweise das Anlegen und Lösen des Gurtes durch den Lenker selbst kaum möglich ist).
- Träger eines künstlichen Darmausgangs oder eines Urinsackes: Hier kann der Bauchgurt sehr unangenehm sein.
- Träger eines Herzschrittmachers mit Batterie in der Bauchhöhle.
- Evtl. Leute mit frischen Operationswunden im Brust- oder Bauchbereich (z.B. Wöchnerin nach Kaiserschnitt); hier besteht aber häufig auch vorübergehende Fahruntauglichkeit, so daß kein Tragdispens ausgestellt werden muß.

Hingegen bilden auch eine fortgeschrittene Schwangerschaft, ein Reizzustand der Haut im Bereich der Gurtbänderauflage, eine Stenokardie, ein Asthma bronchiale, eine Zwangsneurose oder eine eigentliche Klaustrophobie nur selten eine Gegenindikation. Auch der Arzt im Notfalldienst sollte seinen Gurt im Auto tragen, denn er muß bedenken, daß bei dringenden Fahrten wegen der doch relativ hohen Geschwindigkeit ein zusätzliches Unfallrisiko vorhanden ist. Von der Gurtbenutzungspflicht ist er nur ausgenommen, wenn ihn das Tragen des Gurtes in einem Einsatz konkret behindern würde.

Streß und Übermüdung beim Fahrzeuglenker

Physiologie des Fahrers. Der Streß

Aufgrund zahlreicher experimenteller Untersuchungen kann als erwiesen gelten, daß jede Teilnahme am Verkehr einen gewissen Streß darstellt. Entsprechende deutliche Reaktionen von seiten der Atmung und des Kreislaufs lassen sich objektivieren (Zunahme der Atemfrequenz, Puls- und Blutdruckanstieg). Fahrten auf einer Autobahn sind z.b. weniger belastend als solche im Stadtverkehr. Streßfördernd sind nicht so sehr die hohen Geschwindigkeiten an sich als vielmehr Beschleunigungs- und Verzögerungsvorgänge, Risikosituationen und Überangebote an Umweltreizen. Der Streß führt zur Ausschüttung von Adrenalin und Noradrenalin in den Kreislauf mit entsprechenden Rückwirkungen auf die Innenorgane, vor allem auf das Herz, den Kreislauf, die Atmung (s. oben), aber auch auf den Magen und den Darm sowie die Muskulatur (Verspannungen). Ein starker Streß kann bis zu einem Reaktionssturm oder, durch Übersteuerung der zentralen Hirnbereiche, bis zu einer eigentlichen Sperrung mit Stupor führen (Unfallschock). In einer solchen Situation wird die Zuverlässigkeit einer Aussage problematisch. Umgekehrt bewirkt eine länger dauernde, monotone Fahrt, vor allem bei ungünstigen Begleitumständen, eine zunehmende Ermüdung und Schläfrigkeit. In Anlehnung an die Erkenntnisse von Müller-Limmroth lassen sich die Vorgänge gemäß Abb. 1 schematisch darstellen [110].

Beim Autolenker ist ein Optimum an sensorischem Einstrom und muskulärer Aktivität anzustreben, um

- die Formatio reticularis wachzuhalten, aber nicht zu übersteuern,
- die Affektlage im limbischen System im Gleichgewicht zu halten,
- die vegetativen Begleitsymptome des Hypothalamus auszugleichen,
- die Zentren im Rückenmark für Muskelruhetonus und Feinmotorik zu optimieren.

Die Gefahr einer Schläfrigkeit besteht bei länger dauernder Monotonie, diejenige der Übersteuerung bei Lärm, Dauerstreß, erschwerter Fahrzeugbedienung, Temperaturschwankung usw. Bei solchermaßen chronisch überlasteten Menschen vermag eine basale Friktion im Verkehr (Kolonnenfahrt, Fahrt auf enger Straße, Bagatellunfall) einen Wutausbruch, einen Schreikrampf, eine Fluchtreaktion etc. auszulösen [86].

Man soll sich auch davor hüten, durch einseitige Verbesserung des Fahrzeugs die Verkehrssicherheit erhöhen zu wollen, z.B. mittels vorangetriebener

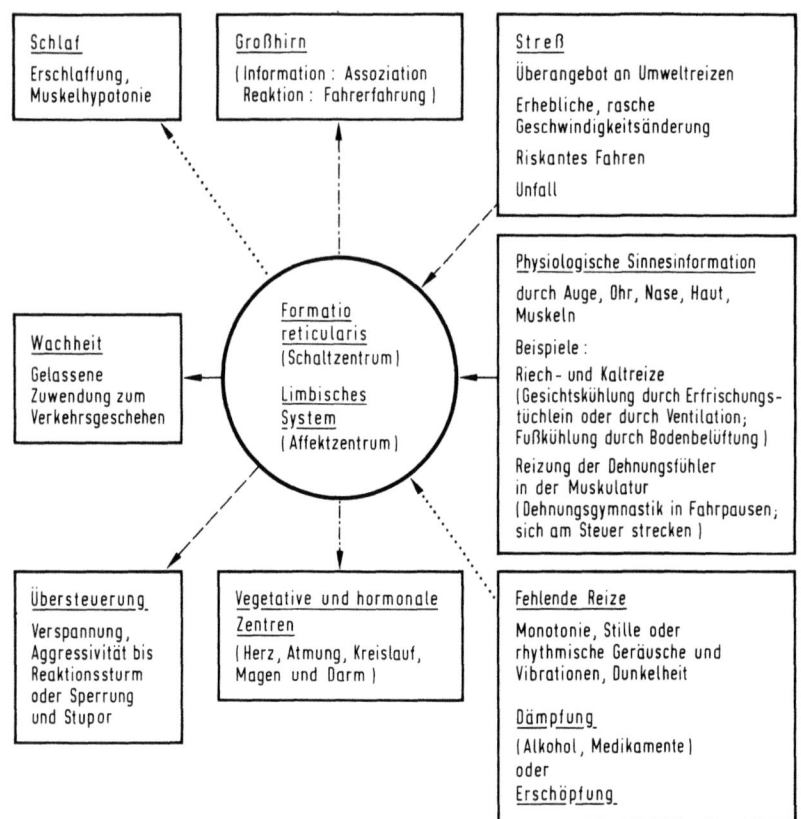

Abb. 1. Schema der Wirkung von Überreiz (Streß), physiologischem Reiz oder fehlendem Reiz auf das Gehirn eines Lenkers

Automatisierung. Der Fahrer darf nicht völlig von der Handlung ausgeschaltet und ausschließlich zum Kontrollorgan degradiert werden. Vielmehr ist jedes Fahrzeug seinem Lenker anzupassen. Beispielsweise genießt und beherrscht der junge Fahrer die Handschaltung, während der ältere eine Schaltautomatik vorzieht. Erst das gute Zusammenspiel der Komponenten Fahrzeug, Straße, Verkehrsregelung, Information und Lenker wirkt effektiv unfallprophylaktisch.

Übermüdung und Einschlafen am Steuer

Übermüdung des Fahrzeuglenkers kommt häufig vor. In einer Stichprobenbefragung gaben rd. ein Viertel aller Fahrer zu, zu irgendeinem Zeitpunkt am

Tabelle 11. Hauptfaktoren, welche die Ermüdung am Steuer fördern

Straße/Witterung	Wagen	Lenker
Eintönigkeit (Autobahn) Bekannte Strecke Dauerregen Hitze/Sonne Nacht (Zwielicht, Wechsellicht)	Monotonie von Motorlärm und Vibrationen Überheizung oder schlechte Lüftung (Sauerstoffgehalt sinkt, Kohlendioxydgehalt steigt) Raucherqualm, offenes Heckfenster, defekter Auspuff (Kohlenmonoxydgehalt steigt) Mangelhafter Komfort (Sitz, Lehne, Steuer, Pedale)	Alleinfahrt Dauerfahrt von Stunden mit ständiger Konzentration Ununterbrochene langsame Fahrt (Lastwagen) Vorausgegangene schwere körperliche oder geistige Arbeit Hunger oder voller Magen Alkohol oder dämpfende Medikamente Krankheit, Rekonvaleszenz

Volant kurz eingenickt zu sein. Man rechnet ferner, daß etwa 1–2% aller Unfälle infolge Einschlafens geschehen. Die Dunkelziffer ist dabei zweifellos hoch. Ermüdungsunfälle sind meist schwere Unfälle. Der Schadensaufwand bei Haftpflichtversicherungen liegt deutlich über dem Durchschnitt. Am häufigsten treten solche Unfälle frühmorgens um 2 Uhr oder am frühen Nachmittag auf. Zwar ermüdet der ältere Mensch rascher als der junge. Ein erfahrener, langjähriger Verkehrsteilnehmer besitzt jedoch eine besser automatisierte Aufmerksamkeitsspannung und vermag damit die physiologischerseits reduzierte Wachreserve zu kompensieren. Die Ermüdung wird ferner erheblich gefördert durch Muskelverspannungen. Die statische Beanspruchung eines Muskels führt viel rascher zur Erschöpfung als die dynamische. Deshalb sind eine bequeme Haltung am Volant und ein entspanntes Lenken wichtig. Eine ganze Reihe weiterer Faktoren fördert die Ermüdung. Eine Auswahl der wichtigsten ist in Tabelle 11 zusammengestellt.

Neuerdings ist versucht worden, durch Einbau entsprechender Meßfühler in ein Fahrzeug rechtzeitig eine gefährliche Ermüdung zu erkennen. Diese Fühler schalten die Zündung automatisch aus, wenn eine Minderung der Aktivität beim Lenker während des Führens eines Fahrzeuges eintritt, beispielsweise manifest durch Schwächung der Handmuskeln, durch plötzliche Abnahme der Bewegungen, durch Fehlen von Reaktionen auf spezielle Licht- und Schallsignale usw. [113]. Mit jungen, gesunden Leuten wurde ferner experimentell ermittelt, daß subjektiv eine Übermüdung nach einer Fahrzeit von 5 h oder von 350 km Wegstrecke regelmäßig selbst beobachtet wird. Objektiv finden sich aber bereits Leistungsverschlechterungen nach 3–5 h (200 km Distanz), welche ihr Maximum nach 4,5–5 h (250–300 km Distanz)

Tabelle 12. Einige charakteristische Symptome der Ermüdung

Augen	Lidschwere, Trübung des Blicks, Fremdkörperreiz, Konvergenzschwäche mit Schielen und Doppelbildern, Schattensehen, „schwimmende" Straße
Psyche	Abschweifen in Gedanken, Dösen, „Autobahn-Hypnose", Gleichgültigkeit, Lustlosigkeit, Unruhe, Aufschrecken, kurze Absenz mit offenen Augen
Körper	Gähnen, Mundtrockenheit mit Durst, Erschrecken mit Schweißausbruch, plötzlicher Tonusverlust der Muskulatur (Vornüberfallen des Kopfes)
Fahrweise	Verzögerte Reaktionen, hartes Kuppeln, brüskes Bremsen, Schaltmüdigkeit, Abweichen von Fahrspur, verlorenes Geschwindigkeitsgefühl

erreichen [124]. Gleichzeitig zeigt das Elektroenzephalogramm eine zunehmende Häufung der Anzahl und Dauer von Alpha-Phasen. Diese Experimente sind sehr wichtig zur Beurteilung der Frage des Selbstverschuldens eines Unfalls infolge von Übermüdung bzw. Einschlafen am Steuer. Da die objektiven Beeinträchtigungen durch die Ermüdung den subjektiven Erkenntnissen des Fahrers vorausgehen, merkt dieser seinen Zustand erst bei bereits eingeschränkter Leistungsfähigkeit, möglicherweise wenn er schon gefährliche Fehler begangen hat. Dennoch läßt sich festhalten, daß es ein Einschlafen am Steuer ohne vorherige subjektiv erkennbare Ermüdungserscheinungen bei einem gesunden Menschen nicht gibt. Wer trotz solcher Symptome die Fahrt fortsetzt, handelt fahrlässig und wird bestraft wegen „Lenken in nicht fahrfähigem Zustand" bzw. wegen „Verkehrsteilnahme bei geistigem Mangel". Ein Durchhaltenwollen bei Vorhandensein von Ermüdungszeichen ist gefährlich und verwerflich. Die wichtigsten Störungen, die jeden Lenker zum Anhalten bzw. jeden Mitfahrer zum Eingreifen veranlassen müssen, sind in Tabelle 12 zusammengestellt.

Nun gibt es allerdings zwei krankhafte Zustände, welche zu einem unvermittelten, praktisch nicht voraussehbaren Einschlafen führen können. Es ist nicht sinnvoll, solche Kranke zu bestrafen. Vielmehr müssen sie aus ärztlichen Gründen von der weiteren Verkehrsteilnahme abgehalten werden.

1. Pickwick-Syndrom. Man versteht darunter extrem adipöse Kranke mit respiratorischer Insuffizienz und intermittierender Zyanose, welche vor allem beim Sitzen an zunehmend beeinträchtigter Lungenbelüftung leiden. Der Sauerstoffmangel und die Kohlendioxydanreicherung im Blut führen zur

Schläfrigkeit mit raschem schnarchendem Einschlafen. Der Nachtschlaf ist wegen des hochstehenden Zwerchfells beim Liegen meist gestört; daraus resultiert eine ständige Übermüdung mit Schläfrigkeit während des ganzen Tages. Derartige Kranke sind als Fahrzeuglenker nicht tragbar.

2. Narkolepsie. Diese Kranken leiden an imperativen, kurzdauernden Schlafanfällen, zwischen welchen sie hellwach und völlig unauffällig sind. Gelegentlich wird ein kraftloses Zusammensinken bei erhaltenem Bewußtsein beobachtet, vor allem im Zusammenhang mit Lachen oder anderen Emotionen. Charakteristisch ist auch eine gleichzeitig bestehende Nachtschlafstörung mit abnorm lebhaften Träumen und einer Fülle von pseudohalluzinatorischen Phänomenen. Im Elektroenzephalogramm treten episodische Veränderungen entsprechend dem Einschlafstadium bzw. dem beginnenden Schlaf auf (alternierende Alpha- und Schlafrhythmen). Gelegentlich sind Übergangsformen zum Pickwick-Syndrom zu beobachten.

Wenn der Kranke sein Leiden dissimuliert, ist es ihm u.U. schwer nachzuweisen. Bei grundlosem Einschlafen am Steuer wird der Verkehrsexperte daran denken und entsprechende Erkundigungen in der Umgebung einziehen. Solche Fälle sollten einem neurologischen Facharzt zum Entscheid überwiesen werden. Man kann versuchen, durch direkte Messung zentralnervöser Funktionen während einer längeren Fahrt, z.B. auf nächtlicher Autobahn bei gleichbleibender Geschwindigkeit, das Absinken des Wachheitsgrades zu objektivieren [28]. Als geeignete Parameter bieten sich telemetrische Messungen von Elektroenzephalogramm und optomotorischen Funktionen an. Eine Behandlung der Narkolepsie ist möglich [151]. Bei Einhalten einschränkender Auflagen kann u.U. die Fahrtauglichkeit erhalten bleiben bzw. wiedererlangt werden.

Einfluß von Alter und Geschlecht

Aus verschiedenen statistischen Zusammenstellungen geht hervor [53, 148], daß der Schadensaufwand wie auch die Schadenshäufigkeit bei gleicher Fahrleistung sowohl beim jugendlichen als auch beim alten Lenker gegenüber dem Durchschnitt erhöht sind. Dies trifft vor allem auf den jugendlichen Verkehrsteilnehmer zu (Abb. 2). Von den an Unfällen beteiligten Pkw-Fahrern sind 29% jünger als 25 Jahre, während nur rd. 12% dieser Altersklasse über einen Führerschein für niedrige Fahrkategorien verfügen [53]. Diese überdurchschnittliche Beteiligung der Jugendlichen hat die Haftpflichtversicherer dazu bewogen, die sog. Selbstbeteiligung einzuführen, d.h. den schuldigen Fahrer finanziell am Schaden zu beteiligen. Sicherlich spielt der Fahrstil in den verschiedenen Lebensabschnitten eine wesentliche Rolle für die unterschiedliche Unfallanfälligkeit. Die Fahreignung wird im wesentlichen durch die in Abb. 3 aufgeführte Trias bestimmt. Daraus ergeben sich die wichtigsten Möglichkeiten einer Beeinträchtigung der Fahrtauglichkeit:

Der jugendliche Fahrer

Es mangelt ihm die Erfahrung [159], d.h. bei gutem Wissen ist sein Können oft unzureichend. Unmittelbar nach bestandener Fahrprüfung besteht noch eine Ungeübtheit. Fahrfehler sind häufig (Geschwindigkeit-Fehleinschätzung, Unkenntnis der Fahrdynamik). Es ist problematisch, bereits nach etwa 30

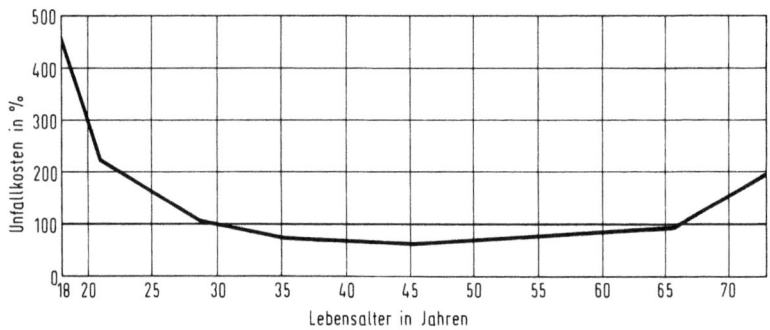

Abb. 2. Unfallkosten in Abhängigkeit vom Lebensalter bei gleicher Fahrleistung. Aus [148]

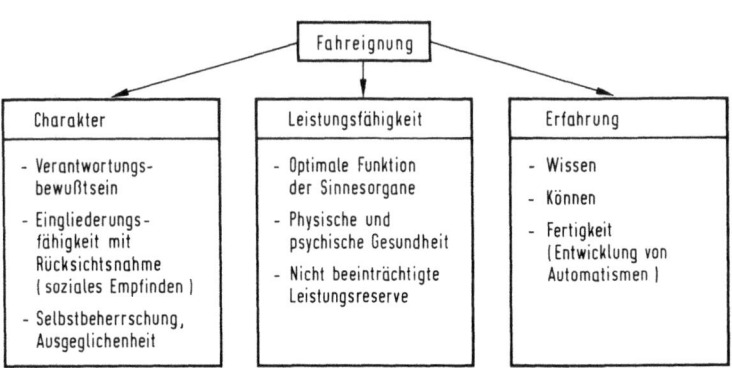

Abb. 3. Hauptfaktoren der Fahreignung

Fahrstunden einen Bewerber in eigener Verantwortung ans Steuer eines Kraftfahrzeuges zu lassen, während bei dem einfacher zu bedienenden Schienenfahrzeug eine Lehrzeit von mehreren Jahren gefordert wird. Die Statistik beweist, daß Neulinge im Straßenverkehr bedeutend mehr Unfälle verursachen als Fahrer mit langjähriger Praxis; die Schadenshäufigkeit erreicht dabei ihr Maximum im zweiten bis dritten Jahr der Fahrpraxis [153]. Nach 7jähriger Fahrpraxis gleicht sie sich weitgehend den Werten langjähriger Lenker an.

Der Jugendliche besitzt andererseits eine große Leistungsfähigkeit. Er ist gesund; Auge und Ohr arbeiten uneingeschränkt. Seine Auffassung und seine Reaktionen sind rasch. Doch zeigt er charakterlich häufig eine Impulsivität mit Neigung zu Unbesonnenheit, Geltungssucht, Oppositionshaltung sowie mit Tendenz zur Selbstbestätigung. Demzufolge besteht eine Risikobereitschaft. Der Jugendliche geht Wagnisse und Abenteuer ein und handelt rasch. Dabei überschätzt er seine eigene Leistungsfähigkeit und nimmt zu wenig Rücksicht auf die physikalischen Gegebenheiten von Straße und Fahrzeug. Dadurch kommt es zu ganz spezifischen Verkehrsvergehen wie beispielsweise Kurvenschneiden und Linksfahren oder Schleudern mit Abkommen von der Fahrbahn [15, 79]. Das Sozialempfinden und die Eingliederungsfähigkeit sind Zeichen einer oft erst später eintretenden Reife, gefördert durch Familiengründung und berufliche Stabilisierung. Die Begeisterungsfähigkeit des Jugendlichen kann in einen regelrechten Verkehrsrausch ausarten.

Die Beurteilung der weiteren Fahrtauglichkeit bei einem Jugendlichen mit belasteter Fahrpraxis ist somit i.allg. ein psychologisches und administratives Problem. Der Arzt wird dazu meistens nichts Wesentliches beitragen können.

Der ältere Fahrer

Bei ihm ist die Leistungsfähigkeit häufig herabgesetzt infolge verschiedener Krankheiten und beeinträchtigter Sinnesleistungen [123, 155]. Im Vordergrund stehen dabei Störungen der Sehfunktion, des Bewegungsapparates, des Herzens und/oder des Kreislaufs. Psychisch wird eine allgemeine Verlangsamung festgestellt, welche die Auffassung, die Assoziationen mit der Lagebeurteilung und die Reaktionen betrifft. Diese Leistungsminderungen beeinflussen auch den Charakter. So vermag sich ein älterer Verkehrsteilnehmer durch Vorsicht, Bedächtigkeit, Besonnenheit und Ausgeglichenheit auszuzeichnen. Er zeigt häufig eine hohe Sicherheitseinstellung. Allerdings kommt es nicht selten zur ungünstigen Ausbildung einzelner Wesenszüge im Sinne einer Charakter-Karikierung: Beispielsweise können sich allzu große Verlangsamung, Eigensinnigkeit, Egozentrizität, Erstarrung und Einsichtslosigkeit ausprägen. Solche Lenker fallen auf durch Nichtbeachten von Verkehrsregeln, unerwarteten Spurwechsel, Verletzung der Vorfahrt, Abbiegen ohne Zeichengabe, Langsamfahren sowie verkehrsbehinderndes Halten oder Parken [79]. Bei der verkehrsmedizinischen Beurteilung hat der Arzt, falls er verschiedene Leistungsminderungen feststellt, besonders auch auf etwaige Summationseffekte zu achten. Eine Herabsetzung der Sehfunktion in Kombination mit einer verlangsamten Auffassung wirkt sich z.B. besonders nachteilig aus. Adaptations- und Kompensationsmechanismen funktionieren beim älteren Lenker bedeutend schlechter als beim jungen. Hingegen vermag die Erfahrung mit eingeschliffenen Verkehrsreaktionen u.U. die geschilderten Nachteile auszugleichen. Deshalb ist ein Neubewerber strenger zu beurteilen als ein Ausweisinhaber.

Wenn nämlich der Führerschein bereits in jüngeren Jahren erworben wurde, kann man voraussetzen, daß die Erfahrungsbildung und die eingeschliffenen Bedienungshandlungen ein ausreichend sicheres Beherrschen des Fahrzeuges noch gewährleisten. Bei einer Neuzulassung zum Verkehr besteht dagegen die Gefahr, daß infolge Altersinvolution das Erlernen der Fahrautomatismen nicht mehr möglich ist, welche für die sichere Teilnahme am Verkehr notwendig sind. Schon relativ leichtgradige psychologische Leistungseinbußen stellen deshalb bei einem älteren Bewerber die Tauglichkeit in Frage. Diese ist stets kritisch zu bewerten, wenn der Arzt bei seiner Untersuchung einen der folgenden Befunde erhebt:

- Es bestehen Hinweise auf ein plötzliches Leistungsversagen.
- In Bezug auf das Lebensalter sind überdurchschnittliche Abnützungserscheinungen oder Leistungsbeeinträchtigungen zu erkennen.
- Die Leistungsfähigkeit bewegt sich ständig an der Grenze der Minimalanforderungen (z.B. Sinnesleistungen, Blutdruckwerte, Gliedmaßenfunktionen).
- Die Fahrpraxis zeigt vor allem in jüngster Zeit eine zunehmende Belastungstendenz.

Tabelle 13. Häufig gebrauchte Arzneimittel im höheren Lebensalter

---

Digitalispräparate
Vasodilatantien
Antirheumatika
Antidiabetika
Antihypertonika
Psychopharmaka (gegen Schlafstörungen, Verstimmungen etc.)
Diuretika

Ein großer Teil älterer Lenker steht auch unter vorübergehender, zeitlich beschränkter oder dauernder ärztlicher Medikation. Die am häufigsten verschriebenen Arzneimittel sind in Tabelle 13 zusammengestellt.

Nicht selten ist der Medikamentenstoffwechsel verlangsamt, die Ausscheidung verzögert, wenn Leber und Niere in ihrer Funktion beeinträchtigt sind. Die regelmäßige Überwachung des Medikamenten-Plasmaspiegels ist zu empfehlen (Chinidin, Digoxin, Lithium). Es ist auf verkehrsrelevante Direktwirkungen, Nebenwirkungen, Interaktionen und Verstärkung unter allfälligem Alkoholeinfluß zu achten. Gegebenenfalls empfiehlt sich die Auflage der Fahrabstinenz.

Bei älteren Lenkern mit in Frage gestellter Fahrtauglichkeit drängt sich außer einer gründlichen allgemeinmedizinischen Untersuchung eine verkehrspsychologische Analyse oder eine psychiatrische Exploration auf. Unter Umständen genügt es, in einem groben Siebverfahren den Kurzspeicher des Gedächtnisses zu kontrollieren sowie einen Überblick über Intelligenzstand und Gedächtnisleistungen zu gewinnen [76]:

- Bewährt hat sich das Vorzeigen einer 5- bis 10stelligen Zahl während 5–10 s mit der Aufforderung, diese Zahl sofort anschließend in einen Rechner einzutippen oder auf einer Wählscheibe (Telefon) einzustellen. Leute, die sich eine 5- bis 6stellige Zahl nicht mehr merken können, müssen genauer unter die Lupe genommen werden.
- Zur Schnellprüfung von Gedächtnisleistungen kann ferner ein einfacher Assoziationstest benützt werden, bei welchem der Proband aufgefordert wird, zu einem angebotenen Wort ein dazu passendes zu finden, also z.B. Hitze – Schweiß, Wasser – Bad. Nach Kloos [74] haben sich folgende einfache Worte als brauchbar erwiesen: Schwester – Kanne – Mantel – Scholle – Spritze – Onkel – Säge – Salbe – Himmel – Hobel – Gesetz – Getränk – Nebel – Marmor – Schlange – Stunde – Futter – Gebäck – Krankheit – Kupfer – Schütze – Bohne – Zentner – Mahlzeit – Tunnel – Fichte – Vorwurf – Wurst – Platz – Kreuz – Laub – Kreis – Erz – Koch – Faust – Los – Gramm – Punkt – Mund – Fliege – Stahl – Bach – Stern – Geiz – Korn – See.
- Ein einfacher Intelligenztest mit Hinweischarakter wurde von Lehrl, et al. [87] mitgeteilt. Er sei hier in Tabelle 14 wiedergegeben. Der Arzt kann während dessen Ausführung den Probanden ständig beobachten und vor allem auch verzögerte, verlangsamte oder unangepaßte Reaktionen feststellen.

Tabelle 14. Einfacher Intelligenztest nach Lehrl et al. [87]

Sie sehen hier mehrere Reihen mit Wörtern. In jeder Reihe steht höchstens ein Wort, das Ihnen vielleicht bekannt ist. Wenn Sie es gefunden haben, streichen Sie es bitte durch.

1. Storl – Stern – Strehn – Struhn
2. Rakete – Rekate – Ramete – Kerete – Katesa
3. Sanarium – Sentarium – Sonsium – Sensation – Seenestion
4. hinzern – schlönern – schlendern – schlinzern – schlankern
5. Perration – Portion – Pahrium – Patrum – Rotion
6. Lostur – Rustar – Auston – Enser – Auster
7. Illorte – Alluse – Elite – Eleume – Allurte
8. Konturas – Kontrabaß – Notensaß – Komserbaß – Kannabus
9. kurehnen – krusienen – kasseren – kursieren – kustieren
10. Tronke – Nocktherm – Teronk – Kontur – Rocktur
11. pleihen – feilschen – leischen – floschen – leigen
12. Ripat – Patinatte – Tapir – Apitt – Padir
13. Zisterne – Rezirne – Strizare – Ristaze – Nerzinie
14. Abult – Erpel – Krepal – Tremel – Trepel
15. erschleipen – erheischen – herbeisen – erhuhnen – erscheihen
16. Tomandel – Sorante – Stondel – Serrandel – Tarantel
17. Boete – Ebole – Tebole – Oboe – Lobeo
18. flanal – finaul – tital – famul – fatal
19. Akifer – Fiaker – Kiaffa – Sariffer – Refisker
20. romadieren – amortisieren – toramieren – eladigieren – undieren
21. Ballistik – Billarie – Lastimex – Salterung – Laseck
22. Sarte – Rassette – Sarre – Trasse – Taresso
23. manel – mungatel – mental – muntol – monetal
24. Igäde – Dägie – Ägide – Digäde – Giad
25. Ingriedanz – Zinngradiole – Nigerdienz – Zigeradol – Ingredienz
26. Keratin – Interan – Aretiene – Kelitin – Ilkerin
27. Rixal – Irtax – Rackizie – Matrix – Atrige
28. Haskisch – Asmisch – Schisma – Rasthmie – Ilschah
29. Sallose – Lordose – Dormase – Rollase – Ardierole
30. Intranotion – Infranatura – Internodium – Indetalie – Indosta
31. Idaste – Dastrix – Astike – Sadile – Kasside
32. Libration – Bilation – Arlation – Iberation – Tiradon
33. Alquallon – Lisqualien – Talquallen – Quisquilien – Rielquellen

Auswertung: Rohpunkte	IQ	Allgemeines Intelligenzniveau
1–12	bis 75	sehr niedrig
13–15	80	
16–17	85	niedrig
18–19	90	
20–21	95	
22–23	100	durchschnittlich
24	105	
25–26	110	hoch
27–28	115	
29–30	120	sehr hoch
31–33	125 und mehr	extrem hoch

Schließlich bietet sich als Methode der Wahl in Grenzfällen die sog. Fahrprobe an [97]. Diese sollte gemeinsam durch einen Prüfungsexperten und einen Arzt oder Psychologen durchgeführt werden. Ersterer hat dabei auf die technische Beherrschung des Fahrzeugs und die Eingliederung in den rollenden Verkehr zu achten, letzterer wird hauptsächlich die psychischen und vegetativen Reaktionen beobachten (Gelöstheit und Gelassenheit oder Verspannung und Verkrampfung; angepaßte, beherrschte Stimmungslage oder Reizbarkeit, Labilität bzw. Verstimmung; Aufmerksamkeit und Konzentration oder Zerfahrenheit, rasche Zeichen der Ermüdung etc.).

Nicht selten wird eine weitere Fahrtauglichkeit nur noch unter bestimmten Auflagen zuerkannt werden können. *Beispiele günstiger Auflagen sind:*

- Ständige hausärztliche Behandlung mit periodischen Kontrollen. Einsenden eines Zeugnisses an die Verkehrsbehörde nach Ablauf einer bestimmten Zeitspanne, z.B. nach einem halben, einem oder zwei Jahren.
- Vermeidung von längeren ermüdenden Fahrten, evtl. Beschränkung der Fahrerlaubnis auf einen bestimmten Rayon.
- Vermeidung von Fahrten auf Schnellstraßen und während Verkehrsspitzenzeiten.
- Verzicht auf Fahrten bei Nacht oder in der Dämmerung.
- Benützung eines automatisierten, leicht zu bedienenden Fahrzeuges, also z. B. eines Automaten mit Servolenkung und Servobremsen. Vermeidung der Umstellung auf einen anderen Wagentyp.

Vom verkehrsmedizinischen Standpunkt aus ist es nicht sinnvoll, einen Führerausweis auf Lebenszeit abzugeben. Psychologische Reihenuntersuchungen zeigen nämlich, daß bereits im Alter zwischen 46 und 55 Jahren ein deutlicher sensomotorischer Leistungsknick zu beobachten ist. [157]. Dieser wird sichtbar bei den Mehrfachwahlreaktionen und zeigt, daß häufig das Leistungstempo im Mißverhältnis zur Qualität der Leistung steht. Damit in Übereinstimmung weisen ältere Bewerber um einen Führerausweis bei der Prüfung einen größeren Versager-Prozentsatz auf. Wegen dieser Leistungsminderungen sollten bei Berufsfahrern ab dem 50. Lebensjahr, bei Privatwagenlenkern ab dem 60.–70. Lebensjahr periodische ärztlich-psychologische Überprüfungen stattfinden. Erfahrungsgemäß erhöht sich das Unfallrisiko vor allem dann, wenn der ältere Verkehrsteilnehmer an einer manifesten Krankheit leidet. Nun zeigen allerdings verschiedene Befragungen derartiger Kollektive, daß ein erheblicher Prozentsatz dieser Leute von sich aus auf längere Verkehrsteilnahme oder auf Fahren zu Spitzenzeiten verzichtet bzw. das eigene Fahren gänzlich aufgegeben hat. In der Schweiz trifft dies auf jeden zweiten, in Schweden auf 3 von 4 der über 75jährigen zu [33, 157]. Die kleine Zahl der weiterhin am Verkehr teilnehmenden Lenker repräsentiert eine gewisse Elite, welche als Gruppe keine wesentliche Gefährdung darstellt. Dennoch sollten diese Leute alle 1–2 Jahre verkehrsmedizinisch überprüft und nötigenfalls auch einer praktischen Fahrprobe zugeführt werden.

Besonderheiten der Fahrerin

Zahlreiche Arbeiten beschäftigen sich mit der Frage des *unterschiedlichen geschlechtsbedingten Verhaltens* von Verkehrsteilnehmern. Hierbei muß einerseits auf die geschlechtsgebundenen, verschiedenen Charakterzüge, andererseits auf die weiblichen Besonderheiten während des generativen Lebensabschnitts hingewiesen werden. Überprüfungen größerer statistischer Kollektive zeigen, daß Frauen zwar etwas mehr Unfälle verursachen als Männer, daß die daraus resultierenden Schäden jedoch geringer sind [148]. Dies liegt einerseits wohl daran, daß die Frau im Durchschnitt das Fahrzeug seltener benützt und damit eine weniger große Fahrpraxis besitzt; vor allem fährt sie wohl auch seltener nachts. Daraus resultieren Anfängerunfälle, Tagesunfälle und Begegnungsunfälle. Andererseits fährt der Mann aggressiver und befindet sich häufiger alkoholisiert am Steuer als die Frau. Typische männliche Unfalltypen sind daher Alleinunfälle bei offensivem Lenken (Schleudern, Abkommen von der Fahrbahn), Nachtunfälle sowie Unfälle unter Alkoholeinfluß [15].

Während der Geschlechtsreife werden hohe Anforderungen an die Anpassungsfähigkeit und das Leistungsvermögen der Frau gestellt. Dabei kann es – allerdings nur selten – zu einer Reihe von verkehrsrelevanten Störungen kommen [54].

1. Monatszyklus. Die größten Schwankungen der Leistungsfähigkeit finden sich prämenstruell und während der Menstruation. Ihr Ausmaß ist individuell sehr unterschiedlich. Wirksam sind nicht so sehr die hormonellen Umstellungen, als vielmehr ihr Einfluß auf die konstitutionell bereits vorhandenen Charakterzüge. Zu beachten ist vor allem die prämenstruell nicht selten empfundene Affektlabilität mit Reizbarkeit, Spannungszuständen und Überempfindlichkeit. Dabei werden dämpfende Medikamente gelegentlich im Übermaß eingenommen, die sich negativ auf die Fahrtauglichkeit auswirken können. Ein heftiger, plötzlich eintretender Mittelschmerz oder eine Dysmenorrhoe mit Krämpfen bis Koliken vermag ferner die Fahraufmerksamkeit zu vermindern.

2. Schwangerschaft. Psychologische Studien zeigen, daß die Mutterschaft das Selbstverantwortungsgefühl erhöht, was sich auf die Fahreignung nur positiv auswirken kann. Allerdings empfindet die Schwangere Gefahrensituationen besonders heftig und reagiert mit überschießenden Reflexen. So dürfte feststehen, daß ein Abort kaum je im Zusammenhang mit mechanischen Erschütterungen durch das Fahren beobachtet wird (Motorrad, Traktor), sondern viel eher im unmittelbaren Anschluß an einen psychischen Schreck bei Verkehrsgefährdung oder Unfall. Kindsverletzungen im Mutterleib bei heftigem Verkehrsunfall sind äußerst selten. Im ersten Drittel der Schwangerschaft

(Anpassungsphase) und im letzten Drittel (Belastungsphase mit zunehmender Schwerfälligkeit) wird gelegentlich eine besondere Labilität von Kreislauf, Stoffwechsel und vegetativem Nervensystem beobachtet. Schwere Formen können vorübergehende Fahruntauglichkeit bedingen. Ferner empfiehlt es sich wegen der z. T. sehr deutlichen Leistungsabfälle gegen Ende der Schwangerschaft, einer Frau in den letzten 4–6 Wochen vor der Entbindung generell vom Autofahren abzuraten [137]. Ein Fahrunterricht sollte während einer Schwangerschaft nicht erfolgen. Ebenso ist selbstverständlich, daß die Fahrpause noch eine gewisse Zeit nach der Geburt fortdauern muß, vor allem auch nach einem Kaiserschnitt. Deshalb erübrigt sich i. allg. die Abgabe eines Gurttragdispenses. Während der Schwangerschaft ist es erwiesenermaßen günstig, wenn der Beckengurt getragen wird, wobei er allerdings tief angelegt werden soll (unterhalb des Beckenkamms).

3. Klimakterium. Es handelt sich um eine Phase gesteigerter Labilität, welche bei etwa einem Drittel der Frauen in der Form gewisser Störungen empfunden wird. Als verkehrsrelevante Beeinträchtigung sind zu nennen: Schwindelanfälle, Blutdruckkrisen, Gemütslabilität, schmerzhafte Arthrosen.

4. Besondere gynäkologische Leiden. Gelegentlich wird eine mangelhafte Krankheitseinsicht bei Karzinompatientinnen beobachtet, die weiterhin auf beruflicher Fahr-Notwendigkeit beharren (z.B. eine Bäuerin oder eine Marktfrau). Ferner kann eine stärkere oder länger andauernde Blutung zu einer erheblichen Blutarmut führen, beispielsweise funktionell während der Menarche oder im Klimakterium bzw. organisch bei unvollständigem Abort, bei Myom, bei Polyp oder bei Karzinom. Hierbei besteht die Neigung zu Schwächeanfällen. In allen derartigen Fällen hat der Arzt die Kranke vorübergehend oder dauernd vom Fahren abzuhalten.

Augenkrankheiten und Fahrtauglichkeit

Die uneingeschränkte Sehfunktion stellt eine der wesentlichen Voraussetzungen für die Fahrtauglichkeit dar. Deshalb ist in allen Ländern bei den Zulassungskriterien dem Gesichtssinn ein sehr breiter Raum gewidmet. Die Fachliteratur über das Sehen im Straßenverkehr ist umfangreich; mehrere Arbeitstagungen wurden ausschließlich diesem Thema gewidmet [127]. Zusammenfassende Darstellungen finden sich bei [27, 35]. Es ist bekannt, daß etwa 30% der Bevölkerung an Refraktionsstörungen leiden. Gerade bei älteren Menschen können sich diese oder andere Sehbeschränkungen limitierend auf die weitere Fahrtauglichkeit auswirken. So wird in einer Fallstudie bei über 75jährigen Lenkern als häufigster Ablehnungsgrund die ungenügende Sehkraft angeführt, und auch unter den medizinischen Auflagen findet sich an erster Stelle die Verpflichtung, beim Autofahren eine Brille zu tragen [33]. Eine sorgfältige Untersuchung und Beurteilung der Sehfunktion ist somit bei jeder ärztlichen Stellungnahme zur Fahrtauglichkeit notwendig. Verschiedene Überprüfungen der Fahrbewährung bei Sehbeeinträchtigungen kommen zum Schluß, daß der dynamischen Sehschärfe, d.h. also der Erfassung von Bewegungen und bewegten Objekten weitaus die größte Bedeutung zukommt [17]. Die statische Sehschärfe, das Gesichtsfeld und das Dämmerungssehen sind dagegen nicht von so großer Wichtigkeit. Wahrscheinlich hängen diese Ergebnisse damit zusammen, daß nicht nur das Auge allein als Sinnesorgan wesentlich ist, sondern vielmehr der ganze Komplex von Auge, Nervenbahn und Hirnzentrum. Dabei stellen neben der Bildaufnahme die Auswertung desselben und die Fähigkeit der Erfassung rascher Bildfolgen die wichtigste Voraussetzung für eine gute Fahrbewährung dar. Die dynamische Sehkraft kann nicht routinemäßig analysiert werden. Ihre Überprüfung muß besonderen Einzelfällen sowie speziellen wissenschaftlichen Studien vorbehalten bleiben. Der begutachtende Arzt wird sich bei der *Beurteilung des Sehvermögens* auf einfache Untersuchungen stützen müssen, nämlich auf

- Die Überprüfung der Augenbeweglichkeit: Koordination, Schielen, Zittern.
- Die Kontrolle der Pupillenweite inkl. Licht- und Konvergenzreaktion.
- Die Bestimmung der zentralen Sehschärfe für ferne Objekte ohne und mit Korrektur (Brille, Kontaktlinse). Hierbei sind jeweils die geltenden Minimalanforderungen zu berücksichtigen.
- Die Abschätzung des Gesichtsfelds: Eine grobe Feststellung der horizontalen Grenzen ist mittels Fingerprobe möglich.
- Die Testung des Farbensinns mittels Ishihara-Tafeln.

- Die Spiegelung des Augenhintergrunds: Diese empfiehlt sich bei alten Bewerbern sowie bei bestimmten Krankheiten, z.B. bei Diabetes, Hypertonie etc.
- Die Bewertung des Dämmerungs- und Nachtsehens sowie des räumlichen Sehens: Hierzu bedarf es komplizierter Apparaturen, welche praktisch nur bei Fachärzten oder an verkehrsmedizinischen Untersuchungsstellen vorhanden sind. Eine entsprechende Überweisung ist je nach Komplexität des Falles notwendig.

Unter Berücksichtigung der physiologischerseits eintretenden, altersbedingten Einschränkungen der Sehfunktion empfiehlt sich eine periodische Augenuntersuchung ab dem 60. Lebensjahr. Periodische Untersuchungen sind deshalb wichtig, weil sich die Sehstörungen allmählich, unbemerkt ausbilden und ohne Behandlung nicht kompensierbar sind.

Zentrale Sehschwäche

In den verschiedenen Ländern sind unterschiedliche Mindestanforderungen bezüglich der Sehkraft von Verkehrsteilnehmern festgelegt, wobei i. allg. zusätzlich die Anforderungen je nach Ausweiskategorie variieren. An Berufsfahrer, Inhaber eines Ausweises für Großraumfahrzeuge oder Taxis werden in der Regel höhere Anforderungen gestellt als an Privatwagenlenker; umgekehrt werden häufig auch höhergradig Sehschwache als Motorfahrradlenker noch zugelassen. Von der Europäischen Gemeinschaft wurden entsprechende Empfehlungen abgegeben (s. S. 16). Obschon für den Begutachter somit exakte Zahlenwerte der Mindestsehschärfe vorliegen, muß er sich im Klaren sein, daß diese eine Scheingenauigkeit darstellen und je nach Beleuchtungsverhältnissen und Intensität des Kontrasts, dazwischen liegenden Medien (Brillenglas, Windschutzscheibe, Regen, Nebel etc.), Zustand der Ermüdung usw. stark wechseln können. Eine einmalig festgestellte leichte Unterschreitung eines Mindestwertes anläßlich einer augenärztlichen Kontrolle braucht deshalb nicht sofort einer Fahruntauglichkeit gleichgesetzt zu werden. Wiederholte Überprüfungen unter Berücksichtigung des übrigen Gesundheitszustandes und der bisherigen Fahrbewährung sind für den endgültigen Entscheid notwendig. Deshalb hält beispielsweise in der Schweiz eine Richtlinie zu der entsprechenden Verordnung fest, daß leichte Unterschreitungen der Mindestsehschärfe u.U. noch mit einer weiteren Fahrtauglichkeit vereinbar seien. Der Begutachter hat sich aber in einem derartigen Einzelfall auch über die allgemeine Eignung des Untersuchten, namentlich über dessen Reife auszusprechen.

Nach wie vor ist umstritten, wie weit eine Sehschwäche sich für ihren Träger verkehrsgefährdend auszuwirken vermag [17, 36, 60]. Mit Abnahme der Sehkraft verringert sich der Erkennungsabstand. Ein Lenker vermag dies zu kompensieren, indem er eine entsprechend geringere Geschwindigkeit einhält. Es existiert somit eine mathematische Verknüpfung zwischen Sehschärfe und erlaubter Fahrgeschwindigkeit [110]. Der Schwachsichtige gefährdet andere vor allem beim Überholvorgang. So gibt Gramberg-Danielsen als Anhaltspunkt an, daß eine Geschwindigkeit von 180 km/h beim Normalsichtigen, von 150 km/h bei einer Sehschärfe bis 0,9, von 120 km/h bei einer solchen von 0,7 und von 80 km/h bei einer Sehkraft von 0,4 nicht überschritten werden darf [37].

Verschiedentlich findet sich ferner die Bestimmung, daß bei einem Inhaber einer höheren Fahrkategorie (vor allem beim Omnibuslenker) eine bestehende Refraktionsanomalie eine bestimmte Dioptrienzahl zur Korrektur nicht überschreiten darf. Für Privatwagenlenker ist hingegen die Stärke der Sehhilfe unbeschränkt (selbst Staroperierte mit Korrektur werden zugelassen). Bei Brillenträgern stellen sich aber mehrere Probleme, welche mit dem Petenten besprochen werden müssen (Bildverzerrung, Bildsprung am Brillenrand, Gesichtsfeldbeeinträchtigung, ungünstige Brillenfassung, Lichtverlust durch getönte Gläser etc.). Diese Nachteile werden durch Kontaktlinsen zwar weitgehend vermieden, dennoch wird bei starker Korrektur auch hier kaum je ein Binokularsehen erreicht. Kontaktlinsenträger sollen überdies erst wieder zugelassen werden, wenn sie nachweisen können, daß sie ihre Sehhilfe gut vertragen, d.h. daß sie sie während ihrer gesamten Arbeitszeit benützen (mindestens 8 h lang).

Nach einseitiger Staroperation kann eine Bildfusion nur durch Tragen einer Kontaktlinse einigermaßen erreicht werden. Nach doppelseitiger Staroperation ist die weitere Tauglichkeit bei Tragen einer Starbrille häufig in Frage gestellt, da selbst bei genügend korrigierbarer zentraler Tagessehschärfe die Gesichtsfeldgrenzen, die Dämmerungssehschärfe sowie die Dunkeladaptation stark eingeschränkt sind. Solche Bewerber müssen stets einer eingehenden fachärztlichen Untersuchung zugeführt werden.

Ein Patient mit nur knapp ausreichender Sehkraft muß auf die entsprechenden Gefahren besonders hingewiesen werden. Er soll die Fahrgeschwindigkeit mäßigen, vor allem bei ungünstigen Beleuchtungsverhältnissen. Ferner sind zusätzliche Einschränkungen der Sehkraft zu vermeiden, indem die Brillengläser und die Windschutzscheiben stets peinlich sauber gehalten werden. Die Scheinwerfergläser müssen häufig gereinigt oder mit einer Waschanlage versehen werden.

Einäugigkeit

Zweckmäßigerweise wird zwischen organischer und funktioneller Einäugigkeit unterschieden. Bei der erstgenannten ist ein Auge ausgefallen, während bei der zweitgenannten die Funktion des schwachen Auges durch das starke

Auge unterdrückt wird (Amblyopie). Das periphere Gesichtsfeld ist aber vollständig erhalten. Ebenso wird der blinde Fleck des starken Auges durch die Retina des schwachen Auges überdeckt. Ferner ist der Zeitpunkt des Eintritts der Einäugigkeit wichtig: Fällt bei einem Beidäugigen plötzlich ein Auge aus, so ist er dadurch sehr stark behindert und deshalb fahruntauglich. Bis zu seiner Gewöhnung an die Einäugigkeit dauert es längere Zeit. Eine Wartefrist bis zur Wiederzulassung von mindestens 4 Monaten ist einzuschalten.

Theoretisch lassen sich die Nachteile des einäugigen Lenkers gegenüber dem beidäugigen wie folgt ableiten: Schwierigkeiten der Verkehrserkennung auf der Seite des Funktionsausfalls (kreuzen, überholen, einordnen etc.); beeinträchtigte Distanzabschätzung; verminderte Sicht beim Fahren nachts und in der Dämmerung. In der Praxis haben Untersuchungen von einäugigen Fahrerkollektiven unterschiedliche Resultate ergeben. So findet Thalmann in einer ausgedehnten Vergleichsanalyse, daß die Gruppe der einäugigen gegenüber den zweiäugigen Lenkern keine erhöhte Gefahrenquelle darstellt (Abb. 4). Es ergibt sich daraus, daß diese Personen offenbar ihr Gebrechen durch besondere Vorsicht zu kompensieren vermögen. Die Aufgliederung ihrer Fahrfehler zeigt, daß die hauptsächlichsten Schwierigkeiten in der Distanzeinschätzung liegen, vor allem in der Nacht. Hingegen zeigt die Arbeit keine Ver-

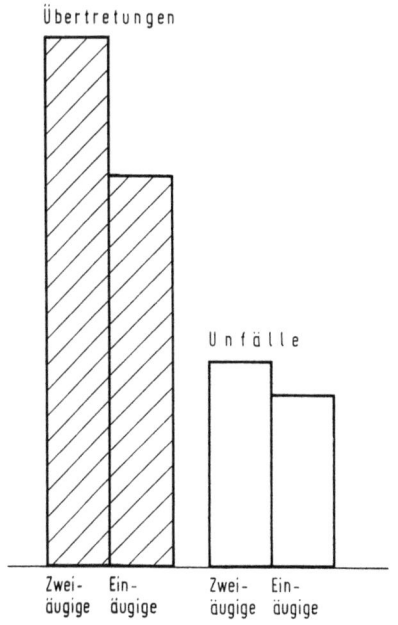

Abb. 4. Gegenüberstellung der Fahrbewährung von Ein- und Zweiäugigen bei gleicher Fahrpraxis (n = 187; durchschnittliche Fahrpraxis 200 000 km). Nach [152]

mehrung der Unfälle an Kreuzungen oder Einmündungen. Im Gegensatz dazu stellt Liessma fest, daß einäugige Lenker besonders gefährliche Situationen verursachen, hauptsächlich beim Überholen oder bei Einfahrt auf eine vorfahrtsberechtigte Straße aus einem Nebenweg [90].

Für die praktische Beurteilung der Fahrtauglichkeit resultiert aus dem Gesagten, daß Einäugige zwar als Privatwagenlenker zugelassen werden dürfen, von den höheren Fahrkategorien und als Berufsfahrer jedoch ausgeschlossen werden sollten. Der *Arzt achte* bei seiner Untersuchung *auf folgendes* und bespreche die daraus resultierende Problematik mit dem Petenten:

- Hat sich der Untersuchte an die Einäugigkeit genügend gewöhnt? Ist die Funktion des verbleibenden Auges ausreichend? In den Minimalanforderungen wird bei Einäugigkeit in der Regel eine etwas höhere zentrale Mindestsehschärfe gefordert als beim Zweiäugigen.
- Besteht außer der Einäugigkeit keine weitere Sinnesbeeinträchtigung? In mehreren Ländern werden nämlich einäugige Gehörlose oder Schwerhörige nicht zum Fahren zugelassen.
- Ist sich der Untersuchte der Gefahren im Verkehr infolge seiner Sinnesbeeinträchtigung bewußt? So hat er dem Verkehrsgeschehen auf der Seite des ausgefallenen Auges besondere Aufmerksamkeit zu schenken und soll wegen der Schwierigkeit der Distanzabschätzung, vor allem in der Dunkelheit, auf die spezielle Vorsicht beim Kolonnenfahren in der Nacht hingewiesen werden.

Gesichtsfeldeinschränkung

Zweifellos ist es wichtig, neben der Fixation eines bestimmten Objektes mittels zentraler Sehschärfe auch einen Überblick über das allgemeine Verkehrsgeschehen zu besitzen. Hierzu ist vor allem ein ausreichendes horizontales Gesichtsfeld notwendig. Deshalb wird in den entsprechenden Anforderungen der Länder für höhere Fahrkategorien meistens ein uneingeschränktes Gesichtsfeld gefordert, während bei Privatfahrzeuglenkern mindestens ein solches von etwa 140–150° horizontal verlangt wird. Damit werden sowohl Kranke mit höhergradiger konzentrischer Gesichtsfeldeinengung als auch solche mit einer homonymen Hemianopsie ausgeschlossen. Diese relativ strengen Anforderungen sind vor allem in jüngster Zeit mehrfach kritisiert worden, nachdem Untersuchungen größerer Fahrerkollektive keine schlechtere Verkehrsbewährung von Leuten mit höhergradig eingeschränktem Gesichtsfeld ergeben hatten, welche der Zulassungsbehörde bisher nicht bekannt geworden waren [55]. Auch weiß man, daß z.B. breite Brillenfassungen zu einer horizontalen Begrenzung des Gesichtsfeldes bei 55° führen, so daß der gesamte Horizontalwinkel lediglich 110° beträgt. Dennoch können diese Einzelerfahrungen nicht als genügend solide Grundlage zur Änderung der bisherigen Richtlinien betrachtet werden. Nach wie vor hat deshalb der Arzt zu überprüfen, ob das Gesichtsfeld, speziell in lateraler Richtung, die erforderliche Ausdehnung erreicht. Ferner soll er Brillenträger mit breiten Fassungen, vor allem bei höhergradigen Plus-Gläsern auf die zusätzliche künstliche Beeinträchtigung aufmerksam machen.

Farbensinnstörungen

Für den Straßenverkehr spielt praktisch ausschließlich die Störung im Rot-Grün-Bereich eine Rolle. Eine Beeinträchtigung der Blau-Rezeption ist äußerst selten. Zudem zeigen Monochromaten in der Regel zusätzliche, hochgradige Ausfälle der Sehfunktion, so daß ohnehin eine Fahrtauglichkeit nicht gegeben ist. Bekanntlich finden sich unter der männlichen Bevölkerung ungefähr 8% mehr oder weniger ausgeprägte, vererbte Beeinträchtigungen im Rot-Grün-Bereich. Daneben können Farbensinnstörungen im Laufe des Lebens erworben werden, hauptsächlich als Nebenwirkung gewisser Medikamente (Chloroquin, Indocin, Digitoxin, Phenothiazine und Monoaminooxidasehemmer). Bei entsprechender Dauertherapie sollen deshalb Fahrzeuglenker periodisch auf ihren Farbensinn kontrolliert werden.

Obwohl für den Laien ein intaktes Erkennen von Rot und Grün für das sichere Lenken eines Fahrzeuges ausschlaggebend erscheint, haben entsprechende Untersuchungen von farbfehlsichtigen Fahrerkollektiven gezeigt, daß keine erhöhte Verkehrsgefährdung eintrat. So wurden beispielsweise 169 Farbensinngestörte einer Kontrollgruppe mit gleicher Fahrpraxis gegenübergestellt (je ca. 80 000 000 km), wobei 40% mit einem Fahrzeug einer höheren Kategorie gefahren waren. Es ließen sich keine statistisch signifikanten Unterschiede feststellen, und auch die Aufschlüsselung in die einzelnen Kategorien von Gefährdungen zeigte keine besonderen Schwerpunkte [170]. Bei einer Überprüfung von 115 männlichen Lenkern, welche ein Rotlicht überfahren hatten, konnten mittels der Ishihara-Farbtafeln lediglich 5 Leute mit einer Rot-Grün-Schwäche festgestellt werden (4 Grün-Schwächen, 1 Rot-Schwäche). Im Vergleich zur Gesamtbevölkerung scheinen somit die Farbensinngestörten weniger häufig ein Rotlicht zu überfahren [99].

Einzelne Autoren weisen allerdings darauf hin, daß unter den Farbfehlsichtigen der Rot-Blindheit mit Verkürzung des sichtbaren Spektrums eine besondere Bedeutung zukomme [43]. Dies ist der Grund, weshalb in gewissen Ländern Protanope nicht zugelassen werden. Eine statistische Analyse ihrer Fahrbewährung steht bis heute aus.

Anpassungsstörungen an Lichtwechsel

Je nach der Menge des einfallenden Lichtes reagiert das Auge mit der Pupillenweite oder mit der Empfindlichkeit der Retina. Am raschesten erfolgt die Adaptation durch Pupillenreaktion. Die Helladaptation in der Retina benötigt bereits Sekunden. Sehr langsam, innerhalb von Minuten bis Stunden, erfolgt die Dunkelanpassung. Letztere sowie die Blendempfindlichkeit sind deshalb für den Fahrzeuglenker besonders bedeutungsvoll. Allerdings genügt eine ausreichende Anpassung an das Tagessehen und das Dämmerungssehen (photoptisches und mesoptischen Sehen).

Das eigentliche Nacht- oder Dunkelsehen ist im Verkehr nicht notwendig. Eine Einschränkung des mesoptischen Sehens kommt vor allem unter Alkoholbelastung, im zunehmenden Alter und bei Refraktionsanomalien zustande. Während sie unter Alkohol aber plötzlich eintritt und der Betroffene sie selbst nicht genügend zu realisieren vermag, besteht sie bei der Refraktionsanomalie von Beginn an bzw. stellt sich mit fortschreitendem Alter nur allmählich ein, so daß eine Adaptation möglich ist. Ursachen für die Beeinträchtigung des Dämmerungssehens sind beim alten Menschen die zunehmende Trübung der Augenmedien mit erhöhter Blendempfindlichkeit sowie die zunehmende Enge der Pupille. Der Pupillendurchmesser steigt beim Jugendlichen in der Dunkelheit bis auf etwa 8 mm, beim 40jährigen nur noch auf ca. 6 mm und beim 60jährigen gar nur noch etwa auf 4 mm. Dies entspricht einer Verminderung des Lichteinfalls auf ein Viertel. Beim Kurzsichtigen kommt es zur Dämmerungsmyopie bis zu einer Dioptrie, d.h. die Kurzsichtigkeit verstärkt sich in der Nacht, wodurch die Sehkraft um 50-70% abnimmt. Beim Weitsichtigen tritt wegen der ständigen Akkommodations- und Konvergenzbewegung eine Fixation des Blickpunktes auf die Windschutzscheibe auf, speziell wenn diese verschmutzt, mit Regentropfen oder Schneeflocken bedeckt ist oder der Scheibenwischer läuft. Dadurch nimmt die Erkennungsweite von Objekten auf der Straße erheblich ab. Deshalb sollte allen älteren oder mit einem Sehfehler behafteten Lenkern dringend empfohlen werden, bei abgeblendeten Scheinwerfern langsam zu fahren; eine Geschwindigkeit oberhalb 50 km/h ist dabei ohnehin unverantwortlich.

Diese geschilderten Beeinträchtigungen führen zu einer erhöhten Unfallzahl während der Nacht. Obwohl sich nur etwa 20% des Verkehrs zwischen Sonnenuntergang und Sonnenaufgang abspielt, tragen sich in dieser Zeit 32% der Unfälle zu [101]. Neben der starken Beanspruchung des Sehorgans ist dafür auch teilweise der Alkohol verantwortlich zu machen, welcher hauptsächlich in den Nachtstunden konsumiert wird.

Obschon aus dem Gesagten klar wird, daß die Überprüfung des Dämmerungssehens für die Abschätzung der Fahrtauglichkeit sehr wichtig wäre, kann diese nicht routinemäßig durchgeführt werden. Es bedarf nämlich hierzu spezieller Einrichtungen, und es ist zudem schwierig, die Ergebnisse der verschiedenen Apparaturen miteinander zu vergleichen. Eine einheitliche internationale Kodifizierung besteht nicht. Dennoch empfehlen einzelne Experten eine regelmäßige Überprüfung ab dem 50. Lebensjahr [16]. Es ist zumindest notwendig, ältere oder sehbeeinträchtigte Lenker auf die Problematik hinzuweisen, ihre Nachtfahrbewährung zu kontrollieren und entsprechende Maßnahmen zu ergreifen (genaue Brillenkorrektur, Nachtfahren nur bei völliger Nüchternheit, vollständiges Nachtfahrverbot). Unter Umständen sind auch Änderungen am Fahrzeug notwendig (Beseitigung getönter Windschutzscheiben, stärkere Scheinwerfer oder zusätzliche Halogenlampen).

Störungen des Raumsehens

Das Raumsehen stellt eine sehr komplexe Funktion dar, welche außerordentlich störanfällig ist. Beteiligt sind dabei beidseitige gute zentrale Sehschärfe, koordinierte Augenbeweglichkeit, zentrale Fusionsfähigkeit etc. Es wird vor allem benützt im Greifabstand und bis zu Entfernungen von ca. 20 m. Jenseits davon geschieht die Tiefenwahrnehmung hauptsächlich durch das perspektivische Sehen sowie durch die Relativbewegung der fixierten Objekte zum Beobachter. Deshalb spielt ein intaktes stereoskopisches Sehen, welches bei vielen Menschen nicht vorhanden ist, im fließenden Verkehr keine bedeutsame Rolle. So bewährt sich auch der Einäugige, der überhaupt kein Raumsehen besitzt, gut am Steuer (s. Abb. 4). Schwierigkeiten im Straßenverkehr ergeben sich also nicht aus dem Fehlen, sondern aus der Unterbrechung des Binokularsehens, z.B. bei inkonstantem Schielen [147]. Ferner ist ein intaktes stereoskopisches Sehen bei bestimmten, speziellen Fahrmanövern wichtig, vor allem wenn Kurzdistanzen zu beachten sind (Manövrieren von Großfahrzeugen wie Lastwagen, Omnibus etc.). Dies ist auch der Grund, weshalb bei Ausweisinhabern höherer Fahrkategorien in den meisten Ländern ein intaktes räumliches Sehen verlangt wird.

Während früher die Überprüfung des stereoskopischen Sehens meist summarisch erfolgte und deshalb leichtgradige Beeinträchtigungen kaum je erfaßt wurden, stehen heute dem Spezialisten und den verkehrsmedizinischen Untersuchungsstellen einfach zu bedienende Apparaturen zur Verfügung, welche auch geringe Mängel bereits nachzuweisen vermögen. So stellt sich bei Kontrollen jetzt häufig die Frage, ob ein Lastwagen- oder Carlenker mit nachgewiesener eingeschränkter Stereoskopie weiterhin seinen Beruf ausüben darf. Eine Überprüfung der Fahrpraxis solcher Leute zeigt, daß die Behinderung durch Erfahrung, durch Ersatz mit Tiefenwahrnehmung und perspektivischem Sehen weitgehend kompensiert werden kann. Deshalb sollte man zwar bei der Neuzulassung zum Lenken eines Großfahrzeuges bei eingeschränktem räumlichen Sehen zurückhaltend sein; bewährten Inhabern kann jedoch der Ausweis belassen werden. Wie oben angeführt, treten die Schwierigkeiten hauptsächlich beim Park- und Manövrieren von Großfahrzeugen auf, d.h. also bei Situationen, welche für die übrigen Straßenbenützer ohnehin nicht besonders gefährlich sind.

Sonstige besondere Augenstörungen

Hier sind besonders Störungen der Augenbeweglichkeit oder ihrer Koordination zu erwähnen. Beispielsweise kann ein kongenitaler Nystagmus zu einer schlechten statischen Sehschärfe bei erheblich besserer Sehkraft für bewegte Objekte führen. Deshalb ist u.U. eine Zulassung solcher Kranker zum Verkehr möglich. Entscheidend wird am Schluß der Bericht des Fahrlehrers bzw. die verlängerte praktische Fahrprüfung sein. Bei ausgesprochenem Schielen oder bei Augenmuskellähmungen besteht die Gefahr der Doppelbilder. Sind solche vorhanden, so besteht Fahruntauglichkeit. Allerdings werden Doppelbilder vom Patienten häufig dissimuliert; entsprechende augenärztliche Überprüfungen zur Objektivierung sind notwendig. Man beachte dabei den verhängnisvollen Einfluß der Ermüdung.

Nicht selten unterläßt es der Arzt, einen Patienten darauf aufmerksam zu machen, daß er wegen eines Eingriffs am Auge während einer bestimmten Zeitspanne nicht am Verkehr teilnehmen darf. Die iatrogene Verkehrsgefährdung kann sich verhängnisvoll auswirken, weil der Patient die Schuld bei einem Unfall sofort auf den Arzt schieben wird. Tatsächlich ist ein Patient nicht mehr verkehrstauglich, wenn zum Zwecke einer Untersuchung die Pupille medikamentös erweitert wurde, solange das Pupillenspiel nicht wieder ungestört funktioniert. Ein Kranker oder Verletzter, der durch einen Augenverband plötzlich einäugig wird, ist ebenfalls vom Fahren ausgeschlossen. Schließlich muß einem Kranken mit ständiger Glaukomtherapie von Fahrten während der Nacht oder in der Dämmerung dringend abgeraten werden. Es empfiehlt sich, daß der Arzt seine Ratschläge in Gegenwart eines Zeugen erteilt und sie in der Krankengeschichte schriftlich festhält.

Hör- und Gleichgewichtsstörungen

In den meisten europäischen Ländern wurden bis über den 2. Weltkrieg hinaus Schwerhörige oder Gehörlose als Verkehrsteilnehmer abgewiesen. Man nahm nämlich an, diese Sinnesbeeinträchtigung erhöhe die Unfallanfälligkeit signifikant. Erst auf Druck der Gehörlosen-Verbände und nach Kenntnis einzelner günstiger Bewährungen erfolgte eine probeweise Zulassung. Somit überblicken wir heute eine Fahrpraxis von etwa 30 Jahren. Die Bewährung wird in den einzelnen Zusammenstellungen verschieden bewertet [63, 138]. Teilweise erscheint sie überdurchschnittlich [164], teilweise leichtgradig unterdurchschnittlich. Für den Kanton Zürich ergibt eine Zusammenstellung von 102 Gehörlosen im Vergleich mit Hörenden (gleiches Alter, gleiches Geschlecht, gleiche Wohnregion, gleiche Fahrpraxis von je ca. 170 000 km) keine signifikanten Unterschiede [166]. Sie weisen im Gesamtkollektiv 31% weniger Übertretungen und 21% mehr Unfälle auf (Abb. 5). Sie zeigen individuell weniger hohe Übertretungs- und Unfallzahlen. Eine spezifische Verkehrsgefährdung durch die Gehörlosigkeit selbst läßt sich aus der Vorstrafenkontrolle bei keinem einzigen herauslesen. Diese Resultate werden als Hinweis angesehen, daß die Gehörlosen pflichtbewußte, aber leicht behinderte Fahrer sind, die den Straßenverkehr nicht vermehrt gefährden.

Diese günstigen Erfahrungen sind wohl darauf zurückzuführen, daß beim Lenken das Ohr viel weniger gebraucht wird als das Auge. Der Lärm während der Verkehrsteilnahme infolge eingeschaltetem Radio, Motorengeräusch und Fahrgeräusch bei offenem Fenster ist so groß, daß beispielsweise Warnsignale erst unter einer Distanz von 20 m wahrgenommen werden. Akustische Signale

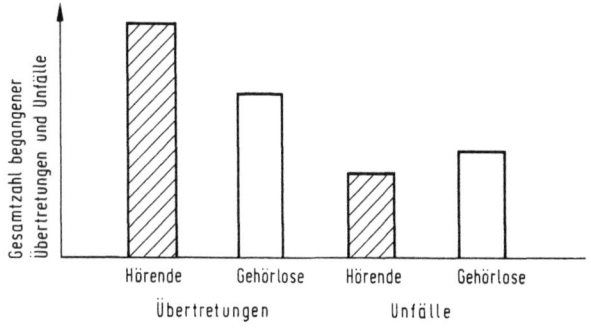

Abb. 5. Vergleich der Fahrbewährung zwischen Gehörlosen und Hörenden. Aus [166]

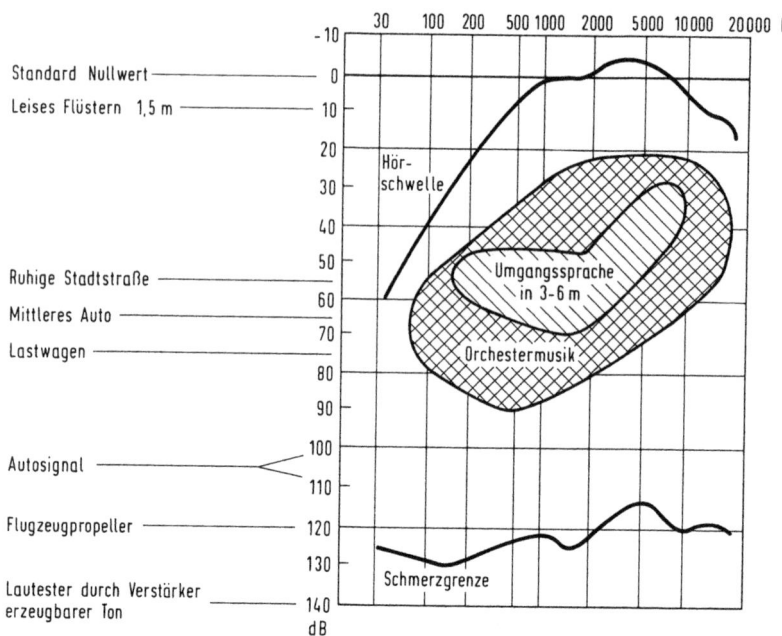

Abb. 6. Das menschliche Gehörorgan und seine akustische Umwelt. Aus [138]

werden daher auch zunehmend seltener verwendet oder höchstens in Kombination mit optischen Zeichen eingesetzt. Die Tendenz im heutigen Verkehr geht ohnehin in Richtung der Lärmbekämpfung, denn man kennt die schädlichen Auswirkungen von Dauerlärm auf das vegetative Nervensystem. Durch die lärmbedingte ständige Sympathikotonie mit Unmöglichkeit der Erholung in der vagotonen Phase erschöpft sich der Verkehrsteilnehmer rasch. Daß die Geräusche im Straßenverkehr und vor allem im Luftverkehr erhebliches Ausmaß annehmen, zeigt Abb. 6.

Folgende spezielle Gehörstörungen sind bedeutungsvoll für die verkehrsmedizinische Beurteilung:

Plötzlich erworbene Schwerhörigkeit oder Gehörlosigkeit

Diese kommt hauptsächlich traumatisch zustande, wobei der Verkehrsunfall mit Kopfverletzungen eine wesentliche Rolle spielt. Ungefähr jede 4. Schädelbasisfraktur hinterläßt einen Ohrschaden. Daneben sind plötzliche Höreinbußen bei Entzündungen oder bei mechanischen Verlegungen (Gehörgangspfropf, Fremdkörper) zu beobachten. Sie schließen wegen des plötzlichen sensorischen Störerlebnisses die Fahrtüchtigkeit aus. Erst nach sorgfältiger ohrenärztlicher Kontrolle und Funktionsuntersuchung (Abklingen der vestibulären Symptome) sowie nach einer allgemeinen medizinischen Eignungsüberprüfung (s. unten) darf der Geschädigte wieder zum Verkehr zugelassen werden. Mit einer Gewöhnungszeit von einigen Monaten muß gerechnet werden.

Bestehende Schwerhörigkeit bzw. Gehörlosigkeit

Zweckmäßigerweise unterscheidet man die angeborene oder früherworbene (hauptsächlich infolge Infektionen oder Unfällen) von der späterworbenen (Otosklerose, Unfälle, Infektionen). Bei der erstgenannten Gruppe hat sich nämlich der Kranke weitgehend an die Sinnesbeeinträchtigung gewöhnt und vermag sie entsprechend zu kompensieren; bei der letztgenannten ist die Adaptation oft nur noch mangelhaft möglich, vor allem wenn es sich um einen fortschreitenden Hörverlust bei einem älteren Menschen handelt. Dementsprechend wird die weitere Fahrtauglichkeit in Frage gestellt. Diese hängt im übrigen ab von der charakterlichen Eignung, einem guten Reaktionsvermögen sowie ausreichender Intelligenz. Schließlich hat der Arzt bei der Untersuchung des übrigen Gesundheitszustandes vor allem auf intakte, beidseitige Sehfunktion zu achten, damit eine ausreichende Wahrnehmung am Steuer gewährleistet ist. Gehörlose mit einem einseitigen Augenverlust oder mit einer deutlichen Gesichtsfeldeinschränkung sind abzulehnen.

Bei Schwerhörigkeit und vor allem bei Gehörlosigkeit besteht in der Regel lediglich Tauglichkeit für die private Benützung eines Fahrzeuges. Eine Zulassung zu einer höheren Fahrkategorie bzw. ein Einsatz zu beruflichen Zwecken läßt sich nur selten und nach sorgfältiger Auswahl medizinisch verantworten [164]. Eine Taxi- oder Car-Fahrbewilligung ist für einen Gehörlosen schon deshalb kaum möglich, weil er im Gespräch mit den Passagieren zu sehr behindert wäre. Selbst für die niedrigen Fahrkategorien empfehlen sich folgende Auflagen:

- Die psychische Eignung des Bewerbers soll durch ein Zeugnis des Lehrers oder Fürsorgers bestätigt werden.
- Der Lenker verpflichtet sich zur Fahrabstinenz, d.h. er fährt nicht unter Alkoholeinfluß (Begründung s. S. 63).
- Am Fahrzeug soll ein Seitenspiegel angebracht werden, und der Bewerber ist auf die Benützung desselben zu trainieren (bei älteren Lenkern ist dies allerdings wenig erfolgversprechend).
- Längere, ermüdende Fahrten sind zu vermeiden.

Einohrigkeit

Da das Richtungsgehör zum Zwecke der Ortung eines Geräusches auch beim Zweiohrigen im Verkehr meist erheblich beeinträchtigt ist, führt die Einohrigkeit praktisch zu keinem zusätzlichen Wahrnehmungsausfall. Sie bildet deshalb bei uneingeschränkt erhaltenem Gehörsinn auf dem anderen Ohr keinen Hinderungsgrund in der Zuerkennung irgendeiner Fahrtauglichkeit. Ausgenommen bleibt der plötzliche Verlust eines Ohrs, der in der Regel auch zu gewissen Störungen des vestibulären Apparates führt. Hier gelten die oben erwähnten Untersuchungsvorschriften und Wartezeiten.

Vestibuläre Leiden

Als Faustregel mag gelten, daß bei einseitiger Ohrschädigung der Schwindel, bei doppelseitiger Ohrschädigung die Gleichgewichtsstörung im Vordergrund stehen. Schädigungen des Vestibularapparates werden bei etwa der Hälfte aller Fälle im Anschluß an eine Kopfverletzung beobachtet (Schädelbruch, Hirnerschütterung, Hirnquetschung). Während der akuten Phase bedingen sie stets eine generelle Fahruntauglichkeit. Diese Phase besteht, solange Spontansymptome vorhanden sind (evtl. erst bei Lockerungsmaßnahmen oder bei Lagewechsel erkennbar) oder deutliche Reaktionsdifferenzen zum Nachteil einer Seite nachgewiesen werden können. Erst wenn spontan kein Nystagmus, keine Gangabweichung und kein Vorbeizeigen mehr vorhanden sind und bei den Provokationsmethoden weder in der Drehprüfung noch in der kalorischen Labyrinthprüfung gröbere Störungen auftreten, darf ein Bewerber wieder zugelassen werden. Eine latente einseitige Vestibularisstörung kann sich beim Lenker durch die seitenverschiedene Abnutzung der Reifenprofile oder durch ein zu großes Spiel im Lenkgetriebe manifestieren. Auf solche technischen Mängel ist gegebenenfalls zu achten, damit der Kranke auf das dadurch erhöhte Gefahrenrisiko hingewiesen werden kann. Zwei besondere Krankheitsbilder seien noch gesondert besprochen:

Menière-Krankheit

Diese ist vor allem heimtückisch, wenn die Anfälle ohne Prodromalphase plötzlich eintreten und zu einer sofortigen Handlungsunfähigkeit des Lenkers führen. Die Dunkelziffer derartiger Unfälle dürfte nicht ganz unbedeutend sein. Da jedoch Gleichgewichtssinn und vagale Zentren neuroanatomisch eng gekoppelt sind, werden häufig entsprechende vagale Vorboten in der Form von Übelkeit, Brechreiz und Erbrechen beobachtet. Diese erlauben eine rechtzeitige Unterbrechung der Fahrt. Somit hat die Tauglichkeitsbeurteilung individuell ausgerichtet zu erfolgen, wobei der Erhebung der Vorgeschichte größte Bedeutung zukommt (subjektive Angaben, objektive Kenntnis durch ergänzende Akten). Bei einem nachgewiesenen Menière-Anfall, bei welchem der Lenker nicht mehr zu reagieren vermochte, ist vor der Wiederzulassung eine anfallfreie Zeit von ca. 2 Jahren zu fordern. Dieses Intervall kann verkürzt werden, wenn Hörvermögen und Vestibularisfunktion einseitig völlig erloschen sind als Ausdruck der funktionellen Inaktivität. Es ist zu beachten, daß die Dauerbehandlung zur Verhütung oder mindestens zur Milderung weiterer Anfälle auf einer Sedierung beruht, die ihrerseits wiederum die Fahrtauglichkeit zu beeinträchtigen vermag.

Kinetosen

Hier handelt es sich vornehmlich um vagale Störungen (Schwindel, Übelkeit, Erbrechen) infolge individueller Überempfindlichkeit des Gleichgewichtssinnes gegenüber extremen Bewegungen. Vertikale Bewegungen stehen dabei im Vordergrund (Schiffe, Flugzeuge), weshalb der Kinetose im Straßenverkehr nur eine untergeordnete Bedeutung zukommt. Bekanntlich werden ferner die Störungen durch aktive Verkehrsteilnahme (Selbstlenken des Fahrzeuges) gemildert. Wenn dennoch dämpfende Medikamente benötigt werden, wird wegen der dadurch bewirkten Verminderung von Vigilanz und Reaktionsfähigkeit die weitere Fahrtauglichkeit problematisch.

Einfluß von Medikamenten und Genußmitteln

Das Lenken eines Fahrzeuges beansprucht die Sinnesorgane in erheblichem Maße. Insbesondere hat der Gleichgewichtssinn die ständigen, kleinen Kopfbewegungen während des Fahrens durch entsprechende gegenläufige Augenbewegungen auszugleichen, damit das Bild für den Lenker nicht verschwimmt. Hierbei handelt es sich um sehr komplizierte Reflexabläufe, die leicht störanfällig sind. Besteht von vornherein eine Beeinträchtigung der Ohrfunktion, so kommt dem reibungslosen Ablauf dieser Reflexe in den erhaltenen Teilen des Gleichgewichtssinns besondere Bedeutung zu. Bereits leichtgradige Alkoholisierungen oder zentralnervöse Dämpfungen durch ein Medikament vermögen im Experiment bei derartigen Kranken manifeste Störungen hervorzurufen [120]. Deshalb sollte, beispielsweise bei Gehörlosigkeit oder bei Beeinträchtigung des Vestibularapparates, jeder Alkoholeinfluß während der Verkehrsteilname vermieden werden (Auflage der Fahrabstinenz).

Der invalide Fahrzeuglenker

Körperversehrte sind in ihrer Beweglichkeit häufig erheblich eingeschränkt. Die private Benützung eines Fahrzeuges ist u.U. unabdingbare Voraussetzung für ihre berufliche Tätigkeit und ihre soziale Eingliederung. Nicht selten ist deshalb die Sozial- oder Invalidenversicherung bereit, Beiträge an die Fahrschule und an die Anschaffungskosten eines Fahrzeuges zu leisten. Auch können Versehrte Steuererleichterungen erhalten, wenn sie nachweisen können, daß das Fahrzeug für die Aufrechterhaltung ihrer Erwerbstätigkeit notwendig ist. Für den begutachtenden Verkehrsmediziner gilt es gerade bei dieser Behindertengruppe, besonders sorgfältig das persönliche Interesse gegenüber demjenigen der übrigen Straßenbenützer abzuwägen. Eine Reihe von Zusammenstellungen in verschiedenen Ländern zeigt, daß invalide Lenker, als Gruppe betrachtet, keine erhöhte Verkehrsgefährdung darstellen [144, 168]. Einzelne Arbeiten können sogar eine deutlich unterdurchschnittliche Unfall- bzw. Übertretungsanfälligkeit nachweisen [85]. Für die Beurteilung des Einzelnen muß der Arzt hauptsächlich folgende Punkte berücksichtigen:

- Art und Umfang der Invalidität: Handelt es sich um ein abgeschlossenes Geschehen mit guter Prognose oder um ein progredientes Leiden mit wechselhafter Ausprägung und unsicherem oder zweifelhaftem Verlauf?
- Möglichkeit der Fahrzeuganpassung an die Invalidität: Für den Bewerber ist es günstiger, wenn keine speziellen Änderungen der Fahrzeugbedienung verlangt werden müssen, weil er sonst nur das entsprechend abgeänderte *eine* Fahrzeug lenken darf. Wenn möglich sollten nur Erleichterungen gefordert werden, welche bereits serienmäßig von der Industrie zur Verfügung gestellt werden, also z.B. automatische Schaltung, Servolenkung, Servobremse etc.
- Alter des Bewerbers, vor allem auch in Bezug auf die Invalidität: Je größer die Zeitspanne zwischen einer Funktionsbeeinträchtigung und der Bewerbung um eine Fahrerlaubnis ist, desto besser ist die Chance, daß der Kranke sein psychisches Gleichgewicht wieder erlangte, sich an die Beeinträchtigung adaptierte und sie zu kompensieren vermochte. Diese Adaptations- und Kompensationsmechanismen arbeiten in der Regel uneingeschränkt beim Jugendlichen, während sie sich beim älteren Petenten evtl. nur noch mangelhaft entwickeln. Alte Leute haben auch Mühe, sich nach einer Invalidisierung die dadurch notwendige, neue Fahrtechnik anzueignen.
- Charakter des Bewerbers: In der Regel sind die Voraussetzungen beim Invaliden gut, wenn er sich wieder um einen Ausweis bewirbt. Meist hat er dann nämlich bewiesen, daß er willensstark ist und nicht resigniert. Ferner zeichnet sich der Gebrechliche häufig durch Zuverlässigkeit, erhöhtes Verantwortungsbewußtsein, Zuvorkommenheit und Rücksichtnahme aus. Es ist wichtig, daß er seine Leistungsminderung und seine Leistungsgrenzen erkennt. Die Invalidität zwingt ihn zu einer ruhigen, beschaulichen, kontemplativen Lebensweise, die sich im Verkehr günstig auswirkt.

Tabelle 15. Arten der Invalidität

---

1. *Beeinträchtigung von Armen und/oder Beinen*
   - Fehlende Gliedmaßen: Mißbildung, Verlust
   - Funktionsunfähigkeit: Schmerzhemmung, Versteifung, Lähmung, Pseudarthrose etc.
2. *Beeinträchtigung im Bereich des Rumpfes (Wirbelsäule)*
   - Beckengürtel: Coxarthrose, Diskopathie, Versteifung in Streckstellung etc.
   - Halswirbelsäule: Speziell von Bedeutung ist dabei das Zervikalsyndrom [8]
   - Übrige Wirbelsäulenabschnitte: Skoliose, Kyphose, Spondylarthrose, Chondrose, Bechterew etc.

Als hauptsächliche Arten der Invalidität sind einerseits Beeinträchtigungen der Gliedmaßenfunktion und andererseits Krankheiten der Wirbelsäule zu nennen (Tabelle 15). Schmerzhafte rheumatische und degenerative Prozesse sind besonders bedeutsam, z.b. Periarthritis humeroscapularis, Gicht von Fingern oder Zehen, Bechterew etc. [111].

Der Arzt muß ferner wissen, daß Funktionsbeeinträchtigungen auf der rechten Körperseite für einen Fahrzeuglenker nachteiliger sind als links, da üblicherweise Automobile und auch Zweiräder die differenzierten Bedienungsmechanismen rechts besitzen. Ferner wirken sich gewisse Arten von Invalidität bei bestimmten Vehikeln besonders ungünstig aus, z.B. Wirbelsäulenleiden bei Maschinen mit starken Erschütterungen (Traktor, Lastwagen, Motorrad, Spezialfahrzeuge), Rheumatismus bei offenen Fahrzeugen, insbes. bei Zweirädern, Durchblutungsstörungen in den Beinen bei schlechtem Fahrzeugsitz mit Kompression der Venen in Kniekehlen oder Oberschenkelbereich bzw. mit neuritischen Beschwerden bei langen Autofahrten mit dauernder Ruhigstellung (sog. Autobeine). Schließlich ist verkehrsmedizinisch eine schmerzlose Vollversteifung günstiger als eine schmerzhafte Teilversteifung, weil jede Schmerzempfindung von der Konzentration beim Fahren ablenkt.

Aufgrund dieser allgemeinen Überlegungen wird der Arzt je nach Fall individuell die *Fahrtauglichkeit mit bestimmten Auflagen* oder Beschränkungen verknüpfen. Als wichtigste, vernünftige mögliche Vorschläge seien im folgenden genannt:

- Überprüfung der sicheren Beherrschung des Fahrzeuges durch einen technischen Experten, gegebenenfalls nach spezieller Fahrzeugadaptation [162];
- Durchführung von Lernfahrstunden in einer speziellen Versehrten-Fahrschule;
- Verlängerung der praktischen Fahrprüfung unter besonderer Beachtung abnormer Ermüdungszeichen und unter spezieller Beachtung des Bremsverhaltens bei hohen Geschwindigkeiten (Autobahnfahren);
- (Bei wechselhaften Leiden mit Neigung zur Progression) periodische hausärztliche Kontrolle und Behandlung mit gelegentlichem Einreichen eines Zeugnisses an den Amtsarzt oder mit Wiederholung der verkehrsmedizinischen Untersuchung.

Tabelle 16. Beurteilung der Fahrtauglichkeit bei Invaliden

Verlust oder Funktionsunfähigkeit	Motrd	PKW	Taxi	LKW	Bus
Einzelne Finger	+	+	+	+	+
Eine Hand	(+)	+	(+)	(+)	–
Ein Vorderarm	(+)	+	(+)	(+)	–
Beide Hände oder Vorderarme (Ellbögen intakt)	–	+	–	–	–
Ein Oberarm	–	+	–	–	–
Beide Arme inkl. Ellbogen	–	(+)	–	–	–
Ein Fuß oder Unterschenkel	+	+	+	+	–
Beide Füße oder Unterschenkel	(+)	+	(+)	(+)	–
Ein Oberschenkel	–	+	+	(+)	–
Beide Oberschenkel	–	+	–	–	–
Hohe Querschnittslähmung (bis C 6)	–	(+)	–	–	–

Die Zulassung selbst eines Schwerinvaliden ist heute dank der großen und vielseitigen Möglichkeiten der Fahrzeugtechnik in den meisten Fällen möglich. Allerdings sollte die Erlaubnis zur Benützung eines Fahrzeugs lediglich auf den privaten Gebrauch beschränkt werden. Bewerber um einen höheren Führerausweis und Berufskraftfahrer müssen eine gute funktionelle Leistungsfähigkeit des Bewegungsapparates aufweisen. Eine standardisierte röntgendiagnostische Untersuchung bei Verdacht auf degenerativ bedingten Schaden der Wirbelsäule kann dabei für den ärztlichen Entscheid von großem Nutzen sein [14]. Vor allem bei Fahrern öffentlicher Verkehrsmittel und von Taxis ist darauf zu achten, daß keine in die Augen springende Invalidität vorhanden ist, weil sonst der Umgang mit den Fahrgästen beeinträchtigt wird. In Tabelle 16 sind die wichtigsten Gliedmaßenbeeinträchtigungen nach möglichen Zulassungen zu den einzelnen Fahrkategorien aufgeschlüsselt.

Abschließend sollen bestimmte Invaliditätsgruppen mit ihren speziellen Rückwirkungen auf den Verkehr behandelt werden:

Beeinträchtigungen der unteren Gliedmaßen

Bei einem versteiften Fuß muß überprüft werden, ob die Pedale genügend sanft und zielsicher betätigt werden können. Eventuell müssen sie angepaßt werden, beispielsweise durch eine Ausmuldung. Gut angepaßte Unterschenkelprothesen beeinträchtigen in der Regel die Fußbedienung nicht, während bei einer Oberschenkelprothese rechts u.U. die Gas- und Bremsbedienung links angebracht werden muß. Die Bedienung der Kupplung mit einer Prothese ergibt erfahrungsgemäß kaum je Schwierigkeiten. Gesperrte Gelenke, z.B.

im Niveau des Knies, müssen beim Sitzen gelöst bzw. in entsprechend angepaßte Stellung gebracht werden können. Selbst bei Ausfall beider Beine (Paraplegie) kann durch entsprechende Anpassung des Fahrzeuges mit vollständiger Handbedienung eine Fahrtauglichkeit erreicht werden; die Bewährung ist erfahrungsgemäß gut. Immerhin empfiehlt sich vor der Zulassung eine testpsychologische Überprüfung des Bewerbers.

Beeinträchtigungen der oberen Gliedmaßen

Ein einseitiger Ausfall läßt sich durch die übrigen Gliedmaßen ohne weiteres kompensieren, wobei am Lenkrad in der Regel ein drehbarer Knopf (Amerikaner) angebracht wird, damit das Steuerrad ständig mit der intakten Hand gehalten werden kann. Auch bei teilweisem Ausfall des zweiten Armes sind dank raffinierter prothetischer Hilfsmittel weitgehende Kompensationen möglich, so daß in günstigen Fällen sogar Tetraplegiker ein Auto lenken können. Bei einer Schädigung auf Höhe des 6. Halswirbels besitzt der Invalide nur noch intakte Schulter- und partielle Armmuskulatur (Musculi deltoideus, biceps und extensor carpi radialis). Damit läßt sich unter Anwendung orthopädischer Hilfsmittel eine zum Lenken ausreichende einseitige Unterarm-Handgelenk-Manschette herstellen, während der andere Arm mittels Greifformen, Schlaufen, Haken, Ösen und/oder Drucktasten Gas, Bremse und die übrigen Apparaturen bedienen kann. Ausreichende Sitzbalance und -ausdauer sowie das Fehlen hinderlicher Kontrakturen und Spasmen sind weiterhin Voraussetzung. Auf verkehrsgefährdende medikamentöse Nebenwirkungen ist ferner zu achten (Hochdruckkrisen mit Kopfschmerzen oder umgekehrt Hypotonien mit Schwindelanfällen). Eine Eignungsprüfung durch den Verkehrspsychologen muß vorgenommen werden.

Beeinträchtigungen im Niveau des Beckens

Beim Autofahren muß ein sicherer, bequemer Sitz gewährleistet sein. Dieser kann bei Lähmungen durch entsprechende Ausformung und Stützung mittels Kissen sowie durch Stabilisierung des Oberkörpers dicht hinter dem Lenkrad erreicht werden. Auf etwaige rasche Ermüdung muß geachtet werden, z.B. mittels einer verlängerten praktischen Fahrprüfung. Bei einer in Streckstellung des Oberschenkel-Amputationsstumpfes versteiften Hüfte muß eine gute Sitzfähigkeit garantiert sein. Schmerzhafte Hüft- und Lendenwirbelsäulenerkrankungen (Coxarthrose, Morbus Bechterew etc.) führen u.U. zur Fahruntauglichkeit.

Beeinträchtigungen der Halswirbelsäule

Weitgehend im Vordergrund steht für die Beurteilung der Fahrtauglichkeit das Zervikalsyndrom, welches durch degenerative, entzündliche oder traumatische Veränderungen entstehen kann. Das obere Zervikalsyndrom oder zerviko-zephale Syndrom führt zur „migraine cervicale" mit Schwindelanfällen, Seh- oder Hörstörungen und kann bei gewissen extremen Kopfbewegungen anfallsweise ausgelöst werden (s. unter „Bewußtseinsstörung"). Das mittlere Zervikalsyndrom oder Zervikovertebralsyndrom beeinträchtigt die Fahrtauglichkeit vor allem wegen der Schmerzhaftigkeit im Nacken und in den Schultern mit Schonhaltung und Versteifung, so daß das seitliche Verkehrsgeschehen nicht mehr genügend erfaßt wird und die Aufmerksamkeit allgemein leidet. Weitaus am häufigsten ist allerdings das untere Zervikalsyndrom oder Zervikobrachialsyndrom, welches bezüglich der Fahrtauglichkeit von untergeordneter Bedeutung ist. Da diese Syndrome Folgen einer funktionellen Dekompensation sind und häufig nur bei Extrembewegungen des Kopfes beobachtet werden, ist die weitere Prognose schwer zu stellen. Psychische Überlagerungen sind recht häufig. Man wird den Kranken raten müssen, sich vor extremen Seitwärtsdrehungen des Kopfes zu hüten, vor allem beim Parken, Ein- oder Ausfahren und Wenden, dagegen vermehrt Rück- und Seitenspiegel zu benützen. Diagnostisch sind manchmal recht aufwendige Untersuchungen notwendig; bei nachgewiesenem Vertebralsyndrom empfehlen sich periodische ärztliche Kontrollen.

Geistes- und Nervenkrankheiten

In ganz besonderem Maße gilt bei dieser Krankengruppe der Grundsatz der individuellen Beurteilung. Ihm ist bei der Aufstellung der Mindestanforderungen durch allgemein gehaltene, wenig verbindliche Richtlinien weitgehend Rechnung getragen worden. Der Arzt soll bei jeder Begutachtung die Wechselwirkung zwischen dem festgestellten Mangel und der Gesamtpersönlichkeit beurteilen unter Beachtung der möglichen Adaptations- und Kompensationsmechanismen und unter besonderer Berücksichtigung der Prognose des Leidens. Längsschnittbeobachtungen des Hausarztes oder des Facharztes sind häufig wertvoller als einmalige Querschnittuntersuchungen durch den Verkehrsmediziner. Eine der Krankheit vorausgegangene mehrjährige Fahrbewährung kann zum positiven Entscheid wesentlich beitragen. Neben dem Leiden selbst gewinnen die verordneten Medikamente in neuerer Zeit eine stärkere Bedeutung, da die pharmakologische Behandlung von Geistesstörungen erheblich zugenommen hat und da die heute verwendeten, sehr wirksamen Arzneimittel neben ihrem Haupteffekt auch eine Reihe von Nebenwirkungen aufweisen, welche bei einem Verkehrsteilnehmer an Relevanz gewinnen [21]. Zudem besteht die Tendenz, Leute mit Geistesstörungen so lange wie möglich ambulant zu behandeln und im Arbeitsprozeß zu belassen; demzufolge ist anzunehmen, daß die Zahl solcher am Verkehr teilnehmender Kranker im Steigen begriffen ist. Selbst ein bevormundeter Geisteskranker bewirbt sich gelegentlich um einen Führerausweis. Nach der neueren Rechtsauffassung besitzt er Anrecht darauf, daß der ihn begutachtende Arzt seinem Vormund gegenüber die Schweigepflicht wahrt, solange er urteilsfähig ist in Bezug auf jene Probleme, welche sich bei der Verkehrsteilnahme ergeben. Der Entscheid darüber, ob der Vormund bezüglich der Frage der Fahrtauglichkeit eingeschaltet werden soll, liegt letztendlich bei der Zulassungsbehörde.

Als psychiatrische *Risikogruppen in Bezug auf den Straßenverkehr* werden vor allem Leute mit intellektuellen Schäden, mit Realitätsstörungen und mit Neigung zum Selbstmord oder zum Mißbrauch von Alkohol oder Medikamenten genannt [143]. Folgende Personen scheinen besonders gefährdet [122]:

- Kranke, die konflikthafte Umweltbeziehungen und emotionale Spannungen in den Straßenverkehr tragen und das Auto als Aggressor benützen.
- Kranke, welche infolge ihrer Persönlichkeitsstruktur vermindert steuerungs- und anpassungsfähig sind.

- Kranke, welche zur Entschärfung innerer Spannungen zum Alkohol, zu Drogen oder zu Medikamenten greifen.
- Kranke mit affektiver Verflachung, Persönlichkeits-Entdifferenzierung, fehlender Um- und Übersicht, eingeschränktem Realitätsbezug, verminderter Selbstkontrolle und eingeschränkter Kritik- und Einsichtsfähigkeit.

Im einzelnen bedürfen folgende Krankengruppen einer speziellen Analyse:

Geistesschwäche

Eine mangelhafte Entwicklung (Debilität, Imbezillität) ist häufig weniger bedeutsam als eine alters- oder krankheitsbedingte Involution (Demenz). Der Debile mit wacher Aufmerksamkeit und sicherem Instinkt kann nämlich trotz seiner Geistesschwäche ein zuverlässiger Fahrer sein. Hierbei ist die praktische Intelligenz wichtiger als die sprachgebundene. Bei einem Intelligenzquotienten unter 70 scheint allerdings in der Regel keine Fahrtauglichkeit mehr zu bestehen [143]. Gewisse, bei Geistesschwachen nicht selten anzutreffende Charakterzüge vermögen den Intelligenzdefekt teilweise zu kompensieren (Gutmütigkeit, willige Lenkbarkeit, Bereitschaft zur Unterwerfung und Rücksichtnahme etc). Die Altersinvolution manifestiert sich hingegen in der Regel durch Verminderung der Wahrnehmung, Verlangsamung des Denkens, Einschränkung der Reaktionen, Abnahme von Konzentration und Aufmerksamkeit sowie rascher Ermüdung, also durch lauter Störungen, die auf die Fahrtauglichkeit einen nachteiligen Einfluß haben. Eine gleichzeitige Verkoppelung mit Rechthaberei und Egozentrizität, die vor allem bei Leuten aus der Oberschicht beobachtet wird, kann sich im Verkehr gefährlich auswirken (Nichtbeachten von anderen Verkehrsteilnehmern oder Signalen; Spurwechsel ohne Zeichengebung usw.). Zwar vermag der Demente während einer gewissen Zeit seinen Defekt durch die Erfahrung zu kompensieren. Es ist deshalb für den Arzt schwierig, aufgrund des psychopathologischen Bildes allein den Entscheid über die weitere Fahrtauglichkeit zu fällen. Die Fahrpraxis der letzten Zeitspanne muß wesentlich mitberücksichtigt werden. Fallen mehrfache Unfälle oder Verkehrsgefährdungen auf, so empfiehlt sich die Auflage einer Fahrprobe oder sogar einer erneuten Fahrprüfung. Damit wird der Explorand gezwungen, sich erneut eingehend mit den Verkehrsvorschriften zu befassen. Er unterzieht sich meistens mehreren Fahrstunden, wobei der Fahrlehrer ein eingeschliffenes Fehlverhalten korrigieren kann. So zeigt eine Auswertung von Fahrprüfungen bei älteren Verkehrsauffälligen, daß diese im Falle eines erfolgreichen Abschlusses in der Folge eine deutlich verbesserte Fahrpraxis gegenüber vorher aufweisen (Abb. 7).

Bei einem jugendlichen Debilen, der einen Grenzfall darstellt, empfiehlt

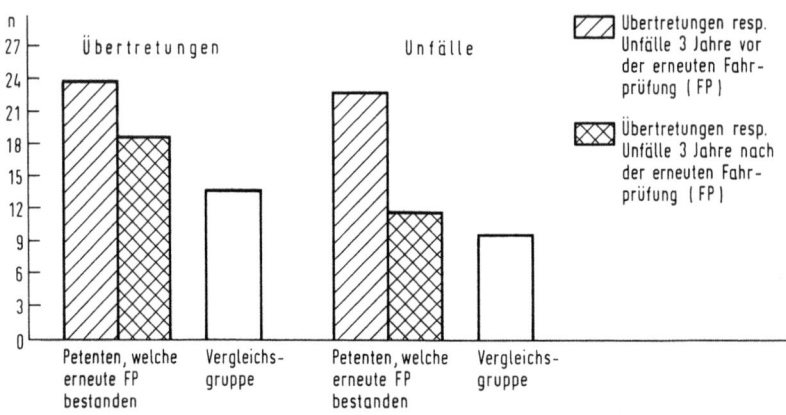

Abb. 7. Einfluß der Fahrprüfung: Vergleich einer Gruppe von 25 Verkehrsauffälligen mit Durchschnittslenkern gleichen Alters und gleicher Fahrpraxis. Aus [140]

es sich, ihn vorerst nur als Motorfahrradlenker zuzulassen. Bewährt er sich dabei, so kann nach 1-2 Jahren auch seine Zulassung als Autofahrer verantwortet werden.

Geisteskrankheit

Die Auffassungen über die weitere Fahrtauglichkeit eines Lenkers nach durchgemachtem *schizophrenen Schub* oder nach psychotischer Phase im Rahmen eines *manisch-depressiven Leidens* sind kontrovers. Frühere Autoren postulieren eine gute Fahrbewährung von schizophrenen Lenkern [20]. In neueren Überprüfungen von größeren Gruppen schizophrener Fahrer stellen mehrere Autoren übereinstimmend fest [131, 158], daß die Anzahl der Unfälle und der Übertretungen 2-3mal höher ist als diejenige einer gleichaltrigen, gesunden Kontrollgruppe mit gleicher Fahrpraxis (Tabelle 17).

Daraus muß der Schluß gezogen werden, daß bei der Zulassung eines Bewerbers nach durchgemachtem schizophrenen Schub Zurückhaltung am Platze ist, besonders im ersten Jahr nach einem Schub. Ungünstig wirken sich vor allem häufig wiederkehrende Schübe aus, wobei die Beeinträchtigung der Verkehrstauglichkeit bereits vor der Manifestation eines Schubes beginnt. Nach Abklingen desselben soll sich der Kranke sozial eingepaßt und bewährt haben, bevor man ihn als Lenker erneut zulassen kann. Die Langzeitprognose ist heute bei etwa $^2/_3$ der Erkrankten gut [61]. Eine günstige Prognose besitzen intelligente Leute mit differenziertem Anstands- und Rücksichtsgefühl, guter

Tabelle 17. Fahrbewährung von 1970 bis 1975. Aus [131]

	Untersuchte		Unfälle		Übertretungen	
	total	gefahren	in 6 J.	pro Jahr	in 6 J.	pro Jahr
Kontrollen	100	100	18	0,03	82	0,13
Schizophrene	100	78	38	0,081	117	0,25
Kontrollen:						
Frauen	24	24	1	(0,006)	3	0,02
Männer	76	76	17	0,037	79	0,17
Schizophrene:						
Frauen	24	14	3	0,035	13	0,15
Männer	76	64	35	0,091	104	0,27

Krankheitseinsicht und nur geringem oder überhaupt fehlendem Defektzustand. Negativ zu werten sind wahnhafte Störungen, vor allem mit paranoiden Beziehungen zum Fahrzeug oder zum Verkehr, chronische Schizophrenien oder größere Defektzustände, häufige Schübe mit kurzem zeitlichen Abstand zum letzten Schub sowie Kombinationen von Schizophrenie mit Geistesschwäche, Sucht, Affektlabilität oder Suizidalität. Manische Episoden am Steuer können sich wegen der Angetriebenheit, Unrast, Enthemmtheit, Selbstüberschätzung und Rechthaberei für andere Straßenbenützer verhängnisvoll auswirken, wenn auch die Unfallanfälligkeit nicht wesentlich zuzunehmen scheint [158]. Hingegen unterscheiden sich medikamentös gut eingestellte depressive Patienten in ihrem Fahrverhalten nicht von gesunden Versuchspersonen [70]. Suizide am Steuer während einer Depression sind selten; wegen der Antriebslosigkeit, Initiativelosigkeit, Denkhemmung und Niedergeschlagenheit nehmen diese apathischen Kranken ohnehin kaum am Straßenverkehr teil. Selbstmorde oder Versuche dazu werden im Verkehr viel häufiger in der Form einer plötzlichen Kurzschlußhandlung durchgeführt, z.B. bei einer Neurose oder Psychopathie, ganz vereinzelt in der Aufhellungsphase der Depression.

In neuerer Zeit werden sowohl Schizophrene als auch Manisch-Depressive mit Psychopharmaka als Dauertherapie selbst während der Schubfreiheit behandelt. Die dabei verwendeten Depot-Neuroleptika können als Nebenwirkung eine erhebliche allgemeine Dämpfung, eine Depression oder extrapyramidale Störungen bewirken (Parkinsonismus, Dyskinesien). Antidepressiva führen gelegentlich zu orthostatischer Hypotonie, zu Schwindel oder zu Akkommodationsstörungen. Bei Lithium-Präparaten muß der Blutspiegel ständig überwacht werden, um eine toxische Überdosierung rechtzeitig zu erkennen. Deshalb ist es notwendig, bei Anwendung einer derartigen Dauerbehandlung einen Bewerber erst wieder zum Verkehr zuzulassen, wenn während Wochen bis Monaten festgestellt wurde, daß keine der genannten verkehrsrelevanten Nebenwirkungen bzw. Störungen in Erscheinung traten. Ferner müssen die Patienten stets auf die Alkoholunverträglichkeit aufmerksam gemacht und zur strikten Fahrabstinenz angehalten werden.

Da erfahrungsgemäß die Prognose dieser schubweise verlaufenden Psychosen unsicher ist, sollen derartige Lenker fortlaufend kontrolliert werden, am besten durch ihren behandelnden Arzt, ihre Angehörigen oder ihren Arbeitgeber. Es empfiehlt sich, die weitere Fahrpraxis im Auge zu behalten und periodische Verlaufszeugnisse vom Hausarzt z.Hd. der Verkehrsbehörde oder ihres Vertrauensarztes zu verlangen. Die Kranken sind darauf hinzuweisen, daß sie bei Auftreten von inneren Spannungen, Schlaflosigkeit oder abnormer Nervosität von sich aus vorübergehend auf weiteres Lenken verzichten müssen. Obgleich eine solche Auflage rechtlich diskutabel ist, da der Lenker zum Zeitpunkt ihres Inkrafttretens urteilsunfähig sein kann, hat sich gezeigt, daß sich diese Krankengruppe meistens freiwillig an sie hält. Es kommt hinzu, daß nach neuerer Rechtsauffassung selbst eine Psychose nicht von vornherein den Ausschluß strafrechtlicher Verantwortung nach sich zieht [32].

Neurose und Psychopathie sowie sonstige Charaktervarianten

Diese Krankengruppen weisen als Verkehrsteilnehmer ein statistisch signifikant erhöhtes Unfall- und Bußenregister auf [158]. Beim Neurotiker können sich Aggressivität, Macht- und Schuldgefühle, geringe Frustrationstoleranz und Destruktionsideen mit einschießenden Suizidtendenzen besonders verhängnisvoll auswirken. Die Gefahr eines Zwischenfalls steigt im emotionalen Schock, während der Ermüdung oder einer Krankheit sowie unter Einfluß von Medikamenten, Genußmitteln und Drogen. Daraus ergeben sich entsprechend notwendige Sicherheitsauflagen bei einer Befürwortung der Verkehrstauglichkeit auf Zusehen hin (kein Fahren in ermüdetem Zustand, während einer Krankheit oder in der Rekonvaleszenz; Vermeidung von Fahrten unter Einfluß von Medikamenten oder Genußmitteln). Je nach Charakterstruktur kann sich gelegentlich eine Psychopathie günstig auf die Fahrbewährung auswirken (bei Vorherrschen von hypersozialen oder pedantischen Zügen); viel häufiger sind allerdings verkehrsungünstige Charakterausprägungen wie z.B. Reizbarkeit, Übererregbarkeit, Triebhaftigkeit, Haltlosigkeit, Hemmungslosigkeit sowie Stimmungslabilität. Der Übergang vom eigentlichen Psychopathen zur Charaktervariante innerhalb der Norm ist fließend. Von der Zulassungsbehörde werden dem Arzt häufig derartige Grenzfälle zur Begutachtung überwiesen, vor allem wenn die Fahrpraxis wiederholt erheblich belastet wurde. Die Verwaltungsbehörde zweifelt nämlich in solchen Fällen an der geistigseelischen Gesundheit. Es ist darauf hinzuweisen, daß der Experte in einen Konflikt gerät, wenn er keinen eigentlich krankhaften psychischen Befund erheben kann. Richtigerweise wird er den Bewerber vom rein medizinischen Standpunkt aus als fahrtauglich erklären, gleichzeitig aber darauf hinweisen, daß sein bisheriges soziales Verhalten und insbesondere sein Fahr-Leumund Anlaß zu Bedenken geben. Es ist zwar bekannt, daß Kriminelle bedeutend häufiger Unfälle und Übertretungen verursachen als der Durchschnittsfahrer [67]; dennoch würde der Arzt seine Kompetenzen überschreiten, wenn er lediglich aufgrund des bedenklichen bisherigen Fahr-Leumunds im negativen Sinn Stellung nähme zur Fahrtauglichkeit. Der Entscheid über die charakterliche Fahreignung muß letztendlich der Zulassungsbehörde vorbehalten bleiben. Immerhin kann die Durchführung einer verkehrspsychologischen Eignungsuntersuchung in einem solchen Fall zusätzliche wesentliche Entscheidungsgrundlagen liefern.

Während in früheren Jahren relativ rasch einem *Sexualneurotiker* der Führerausweis entzogen wurde [149], wenn er wegen seines Leidens mit dem Gesetz in Konflikt geraten war, muß heute ein direkter und wesentlicher Zusammenhang zwischen dem krankheitsbedingten Delikt und dem Straßenverkehr nachgewiesen werden. In Frage kommen ferner praktisch ausschließlich Verbrechen oder Vergehen, welche mit unbedingter Inhaftierung bestraft werden und bei welchen die Gefahr einer Wiederholung gegeben ist (z.B. Unzucht oder Notzucht nach Anlocken des Opfers mittels eines Fahrzeuges). Die gleichen Kriterien gelten auch für die allgemeine Kriminalität (Wegtransport von gestohlenen Gütern, z.B. eines Tresors mittels eines Fahrzeuges).

Epilepsie

In den europäischen Ländern leiden etwa 0,5–1% aller Leute an einer Epilepsie, 90% davon leben außerhalb von Kliniken, 60% sind sozial voll integriert. Daraus läßt sich ableiten, daß auch unter dem Lenkerkollektiv eine nicht unbeträchtliche Zahl von Epileptikern vorhanden ist. Dennoch tragen sich nur selten Unfälle infolge epileptischer Bewußtseinsstörung zu; mehrere entsprechende, umfangreiche und gründliche Untersuchungen schätzen ihren Anteil übereinstimmend auf 0,1–0,3%. Diese Zahl liegt sehr niedrig, vor allem auch im Vergleich zu den häufigen Unfallursachen wie Geschwindigkeitsüberschreitung, Mißachtung der Vorfahrt, Angetrunkenheit etc. Es kommt hinzu, daß schätzungsweise die Hälfte dieser Epilepsie-Unfälle beim erstmaligen Anfall oder bei illegal fahrenden Kranken beobachtet wird; das Unfallrisiko ist bei einem ärztlich überwachten und verkehrsmedizinisch beratenen

Kranken erfahrungsgemäß viel geringer. Schließlich wird der epileptische Unfall als unterdurchschnittlich gefährlich eingestuft, da er sich hauptsächlich in monotonen, einschläfernden Situationen zuträgt (gehäufte Alleinunfälle, Auffahren oder Ausbrechen aus der Kolonne, Überfahren eines Rotlichts). Es besteht vorwiegend Selbstgefährdung sowie Gefährdung von Mitfahrern.

Diese statistischen Überlegungen sollten den begutachtenden Experten, bei welchem es sich gemäß entsprechenden Vorschriften meistens um einen Neurologen oder Epileptologen handelt, zu einer relativ großzügigen Beurteilung veranlassen, um den ohnehin diskriminierten und häufig auch frustrierten Kranken nicht unnötig zusätzlich zu belasten. Trotz dem individuell vorzunehmenden Entscheid halte man sich dabei jedoch an gewisse, bewährte *Beurteilungskriterien:*

- Grundleiden: Generalisierte Krampfanfälle vom Typ des grand mal oder petit mal (Absenz) lassen sich unter entsprechender Behandlung bei etwa ¾ aller Kranken zum Verschwinden bringen; fokale Störungen, vor allem auch psychomotorischer Art, sind bedeutend therapieresistenter. Die Ätiologie ist bezüglich der Prognose von geringer Bedeutung; immerhin ist bekannt, daß Krampfanfälle zufolge Tumoren auch nach deren Entfernung häufig noch eine Zeitlang bestehen bleiben, während gefäßbedingte Störungen auf die Behandlung günstig ansprechen.
- Anfälle: Neben der bereits oben erwähnten guten Prognose der behandelten generalisierten Epilepsie wird angenommen, daß derartige Anfälle ohnehin am Steuer des rollenden Fahrzeuges selten sind, weil ihr Eintritt gehemmt wird durch die gesteigerte Aufmerksamkeit während der Teilnahme am Verkehr. Begünstigend könnte sich höchstens die monotone Alleinfahrt auf langer, gerader Strecke auswirken. Bedeutend gefährlicher sind psychomotorische Dämmerzustände (Schläfenlappen-Epilepsie) mit sinnlosen Handlungen und vegetativen Störungen, wobei Körperbewegungen aber umweltbezogen bleiben können. Sie kommen bei 50% der erwachsenen Epileptiker vor. Sie werden vom Betroffenen nicht erinnert, weshalb er die Gefahr nicht einzusehen vermag. Auch die lokalisierten Krampfanfälle mit erhaltenem Bewußtsein (Jackson-Epilepsie) sind relativ therapieresistent; als Ausdruck einer organischen Hirnstörung sind sie ferner häufig vergesellschaftet mit psychischer Verlangsamung, Anpassungsstörungen oder Enthemmungen (Stirnhirn-Syndrom).
- EEG [19]: Es gibt nur wenige typische Anfallsmuster; ihre Interpretation muß im einzelnen dem Epileptologen überlassen bleiben. Häufig gelingt es nicht, paroxysmale Potentiale zu erfassen. Unter Umständen sind spezielle Ableitungen oder Povokationsmethoden notwendig (Hyperventilation, Photostimulation, Schlafentzug oder physiologischer Schlaf). Die Übereinstimmung zwischen Klinik und EEG ist bei den generalisierten Epilepsien gut, vor allem nach Grand-mal-Anfällen. Hingegen sind die EEG-Befunde bei fokalen Epilepsieformen öfter negativ, oder es finden sich lediglich unspezifische Anomalien. Besonders posttraumatische Epilepsien zeigen wenig ergiebige EEG-Veränderungen. Progrediente Herdbefunde sind stets verdächtig auf Anfalleiden. Auch können persistierende fokale oder generalisierte Epilepsiepotentiale noch während Jahren vorhanden sein, nachdem Anfälle nachweislich vollständig aufgehört haben.
- Psyche: Verstimmungen werden bei Epileptikern häufig beobachtet. Sie können reaktiv als Folge der Umweltdiskriminierung eintreten. Sie sind ferner charakteri-

stische Vorboten eines drohenden Anfalls. Schließlich sind sie bekannt als sog. epileptische Wesensveränderung, die sich äußert durch Affektlabilität mit unberechenbarer Wechselhaftigkeit im Verhalten, Pedanterie, mürrisch verdrießlichem Benehmen, Schwerfälligkeit, Unbeholfenheit und zähflüssiger Klebrigkeit. Am Steuer wirken sich vor allem die Aggressivität, die Uneinsichtigkeit, die kompensatorische Expansivität, die querulatorische Neigung und die Reizbarkeit mit eigentlichen Explosionsausbrüchen gefährlich aus. Umgekehrt kann ein hypersozialer, pedantischer, vorsichtig gewissenhafter Epileptiker sich überdurchschnittlich gut bewähren. Bei posttraumatischer Epilepsie tritt das meist begleitende psychoorganische Syndrom erschwerend hinzu. Häufig wiederholte Anfälle führen zu einer fortschreitenden Nivellierung der Persönlichkeit.
- Therapie: Die antiepileptischen Medikamente führen im Prinzip zu einer Dämpfung der Hirnaktivität und können somit die Vigilanz im Verkehr herabsetzen. Obwohl dadurch selten einmal eine Verkehrsuntauglichkeit bewirkt wird, handelt es sich bei der überwiegenden Zahl der Fälle nicht um derart hohe Einzeldosen; der Effekt bei Dauermedikation ist infolge der Gewöhnung ohnehin geringer, so daß die Fahrtauglichkeit meist erhalten bleibt. Hingegen neigt der Kranke nach längerer Anfallfreiheit dazu, von sich aus oder im Einverständnis mit dem Arzt die Dosis allmählich herabzusetzen. Erfahrungsgemäß tritt dabei etwa bei einem Drittel aller Patienten erneut ein Krampfanfall auf. Schließlich muß bei ständiger Benützung von Antiepileptika mit der Möglichkeit von Interaktionen gerechnet werden, wenn gleichzeitig andere Medikamente oder Genußmittel genommen werden. Dies gilt im besonderen bei Alkoholgenuß, welcher von behandlungsbedürftigen Epileptikern möglichst gänzlich vermieden werden soll.

Wohl kommt es gelegentlich zu einer vollständigen Anfallfreiheit unter Antiepileptika, ohne daß jedoch im EEG die typischen Anfallmuster völlig verschwinden. Hier besteht die Tendenz, die Dosis zugunsten des EEG-Bildes zu steigern. Man beachte dabei aber sorgfältig die klinischen Auswirkungen.
- Verlauf: Erfahrungsgemäß entspricht dieser in der ersten Zeit nach Behandlungsbeginn weitgehend demjenigen in den folgenden Zeitabschnitten. Tritt beispielsweise während dem ersten und zweiten Jahr kein Anfall auf, so ist das Risiko in den weiteren Jahren sehr klein. Dies führte in einer Reihe von Ländern dazu, daß Epileptiker nach einer bestimmten anfallfreien Periode unter gewissen Voraussetzungen wieder zum Verkehr zugelassen werden. Allerdings ist es schwierig, im Einzelfall die anfallfreie Periode nachzuweisen. Die Tendenz des Kranken zur Dissimulation ist beträchtlich. Es empfiehlt sich stets der Beizug einer Fremdanamnese.

Der Hausarzt, der die Diagnose einer Epilepsie stellt, gerät u.U. in Versuchung, dem Kranken eine Deckdiagnose anzubieten oder selbst bei ehrlicher Mitteilung seiner Befunde blind auf den Erfolg der eingeleiteten Therapie zu vertrauen. So besteht die Gefahr, daß er es unterläßt, einen vorübergehenden Verzicht auf weiteres Fahren zu fordern. Wenn dann das Leiden trotz der ärztlichen Maßnahmen seinen Fortgang nimmt und der Kranke erst später auf den notwendigen Fahrverzicht hingewiesen wird, vermag er denselben nicht mehr zu begreifen. Er verliert das Vertrauen in die Ärzteschaft, entzieht sich der Behandlung und versucht, in der Anonymität unterzutauchen, um den Ausweis zu behalten. Diese illegalen Lenker stellen eine überdurchschnittliche Gefährdung dar. Es ist deshalb wesentlich, von Beginn der Diagnosestellung an offen und ausführlich mit dem Kranken zu sprechen, ihm das hohe Risiko der weiteren Verkehrsteilnahme vor Augen zu führen, ihn aber gleichzeitig auf die guten Chancen der Behandlung mit Möglichkeit einer späteren Wiedererlangung seines Ausweises hinzuweisen. Ein disziplinierter Epileptiker, der die allgemeine Problematik der Krankheit kennt und einen Überblick über den speziellen Verlauf bei seinem eigenen Leiden besitzt, wird unter bestimmten Auflagen häufig ohne Bedenken wieder als Lenker zugelassen werden können. Diese wichtigsten allgemeinen Auflagen lauten wie folgt [24]:

- 2 Jahren anfallfrei mit oder ohne Antiepileptika,
- keine epilepsiespezifischen Potentiale im EEG,
- keine wesentlichen psychischen Abnormitäten,
- regelmäßige ärztliche Behandlung und Kontrolle (es empfiehlt sich eine periodische Überprüfung der Antiepileptika-Konzentration im Blutserum).

Neben diesen allgemeinen Richtlinien soll bei speziellen Krankheitszuständen wie folgt individuell vorgegangen werden:

1. Besonders leichte Fälle. Hier kann die Karenzfrist von 2 Jahren auf 1 Jahr, in Einzelfällen sogar noch etwas mehr verkürzt werden. Eine solche Verkürzung muß stets dem Facharzt für begründete Einzelfälle vorbehalten bleiben. Sie sind gegenüber der Mehrzahl der Kranken schwer vertretbar und dürfen deshalb nur nach sorgfältiger Analyse des Krankheitsbildes vorgenommen werden. Folgende Krankheitsbilder kommen in Betracht:

- Rein fokale, neokortikale Anfälle mit geringfügigen Symptomen und ohne Beeinträchtigung der Handlungsfähigkeit (z.B. Parästhesien, Muskelzuckungen einzelner Finger etc).
- Anfälle, welche nachweislich provoziert wurden durch Krankheiten, Medikamente (Interaktionen), unverschuldete Antiepileptikum-Lücken oder veränderte Lebensgewohnheiten (Klimawechsel mit anderen Eß-, Trink- und Schlafsitten, Aufenthalt in fremden Ländern).
- Anfallrezidiv während oder nach einem ärztlich verordneten Medikamentenabbau.
- Nachweislicher erster Anfall bei unauffälliger Psyche und nicht spezifisch verändertem EEG. Ein solcher Vorfall gilt bis zum Nachweis der Epilepsie als unklarer Anfall.
- Streng schlafgebundene Anfälle (Schlaf- oder Aufwachepilepsie): Man halte sich aber vor Augen, daß auch nach jahrelangem Verlauf Anfälle auch im Wachzustand möglich sind.
- Sogenannte Oligo-Epilepsie, d.h. Auftreten von einem Anfall nur alle paar Jahre einmal. Eine 2jährige Karenzfrist ist hier sinnlos. Man kann sich überhaupt die Frage stellen, ob eine Dauermedikation berechtigt ist.

2. Besonders schwere Fälle. Im Vordergrund steht hier der unzuverlässige Patient, dessen Angaben unglaubhaft sind und der im Verdacht steht, Anfälle zu verschweigen. Gefährlich ist ferner der undisziplinierte Kranke, sei es bezüglich Einnahme der Antiepileptika, sei es bezüglich des Genußmittelkonsums

(Alkohol!) oder des allgemeinen Lebenswandels (ungenügender Schlaf). Kombination des Krampfleidens mit einer anderen psychischen Störung, vor allem mit Debilität, organischer Schädigung, Psychopathie oder psychotischer Episode führt häufig zu genereller Fahruntauglichkeit; in Grenzsituationen entscheidet die bisherige Fahrpraxis (soweit sie vorhanden ist) sowie gegebenenfalls eine verkehrspsychologische Exploration.

Selbst wenn ein zuverlässiger Epileptiker nach entsprechender Zeitspanne der Anfallfreiheit als Privatwagenlenker zugelassen wird, kommt die Abgabe eines höheren Fahrausweises bzw. die Zulassung als Berufschauffeur in der Regel nicht in Frage. Nach wie vor besteht nämlich ein gewisses Risiko eines Anfallrezidivs; bei der täglich bis zu 8stündigen Verkehrsteilnahme des Berufschauffeurs steigt dementsprechend die Gefahr, daß sich ein solches Rezidiv am Steuer ereignet. Wird bei einem Berufschauffeur ein Krampfleiden festgestellt, so muß er ohnehin während einer gewissen Zeit auf weiteres Fahren verzichten; diese Gelegenheit ist zu nützen, um ihn umzuschulen. Dabei soll versucht werden, eine Invaliden- oder Sozialversicherung für die entstehenden Kosten einzuschalten.

Organische Hirnschädigungen

Im Vordergrund stehen dabei einerseits die Hirnverletzungen mit ihren Folgen [134], die in neuerer Zeit besonders bei den Jugendlichen eine zunehmende Bedeutung erfahren, und andererseits die Durchblutungsstörungen im Rahmen der transitorischen ischämischen Attacken bzw. der eigentlichen Apoplexie. Seltenere verkehrsrelevante Hirnleiden wie beispielsweise Tumoren, Blutungen bei Aneurysmen, Entzündungen und Mißbildungen bedürfen ohnehin eingehender, fachärztlicher und individuell angepaßter Beurteilung. Die Schwerpunkte der Fahrtauglichkeitskriterien bei den häufigsten neurologischen Erkrankungen sind in Tabelle 18 zusammengestellt. Bei den *Hirnverletzungen* mag als Faustregel gelten, daß nach jedem Bewußtseinsverlust von mehr als 30 min Dauer eine verkehrsmedizinische Überprüfung der weiteren Fahrtauglichkeit angeschlossen werden soll. Häufig wird man dabei verletzungsbedingte Leistungsmängel feststellen. Diese sind aber nicht nur von der Schwere des Traumas, dem Ausmaß des dabei entstandenen Schadens sowie seiner Lokalisation im Gehirn abhängig, sondern ebensosehr von der prätraumatisch geprägten Persönlichkeit und von der dispositionellen Belastung. So wird beispielsweise eine bestimmte Verletzung bei einem jungen, gesunden Menschen eine viel weniger schwere Folge zeigen als bei einem psychisch Kranken oder bei fortgeschrittenem Alter. Ebenso wird die Auswirkung einer Läsion verhängnisvoller sein bei gleichzeitiger Schädigung durch ein Genuß-

Tabelle 18. Schwerpunkte der Fahrtauglichkeitskriterien bei häufigen neurologischen Erkrankungen. Nach [10]

	Kraftreduktion	Feinmotorik-Koordination	Reaktionsgeschwindigkeit	Unruhebewegung	Ermüdbarkeit	Hinterstrangsataxie	Gesichtsfelddefekt	Kritikfähigkeit
Insult	●	●	●		●	●	●	●
Parkinson-Syndrom	●	●	●	●				●
Multiple Sklerose	●	●	●	●	●	●		●
Periphere Nervenläsion	●					●		
Myopathie – Myasthenie	●				●			●
Diffuser zerebraler Abbau		●			●			●

mittel (vor allem von Alkohol oder Nikotin), eine Droge oder ein Psychopharmakon. Ferner ist neben dem verletzungsbedingten allgemeinen Leistungsmangel im Sinne des organischen Psychosyndroms besonders auf spezielle Schädigungen durch Verletzung bestimmter Hirnabschnitte zu achten, beispielsweise auf Kritik- und Dispositionsschwächen bei Stirnhirnläsion, auf vegetative und Verhaltsstörungen bei Schädigungen im Stammhirnbereich oder auf Krampfanfälle bei bestimmten Narbenbildungen [83]. Nach einer Hirnverletzung sollte deshalb der neuropsychiatrischen Exploration stets ein EEG und u.U. auch eine testpsychologische Untersuchung angeschlossen werden. Auf die Zeichen einer abnormen raschen Ermüdbarkeit ist dabei zu achten. Schließlich müssen die Augen sorgfältig untersucht werden, da Visusminderungen oder partielle Gesichtsfeldausfälle in der Folge eines Schädelbruches eintreten können, ohne daß der Betreffende eine solche Wahrnehmungsstörung selbst zu erkennen vermag. Eine Fahrtauglichkeit nach einer schweren Hirnerschütterung ist erst dann wieder gegeben, wenn die postkommotionellen Beschwerden vollständig abgeklungen sind, also vor allem die Kopfschmerzen, die Schwindelgefühle, die Kreislauflabilität und die vegetativen Störungen. Wegen der noch während Monaten bestehenden Alkoholunverträglichkeit ist eine vollständige Enthaltsamkeit während der Verkehrsteilnahme für mindestens 1 Jahr zu fordern.

Analog zur Invalidität ist auch bei den *Hirn- und Nervenkrankheiten* zu unterscheiden zwischen den stationären und den progressiven Leiden. Erstere sind in sich abgeschlossen, und der Kranke besitzt die Möglichkeit, sich an die entsprechenden Ausfälle anzupassen. Dies gilt besonders für den Jugendlichen. Bei den letzteren sind die schubweisen Verläufe mit Gefahr von plötzlichen Exazerbationen oder das rasche Fortschreiten gefürchtet; eine engmaschige verkehrsmedizinische Kontrolle ist deshalb hier notwendig. Als Beispiele seien erwähnt: amyotrophe Lateralsklerose, progressive Muskelatrophien, Myopathien, verschiedene Formen der Polyneuritis, Syringomyelie, multiple Sklerose (s. auch unten). Schließlich ist stets die Gefahr eines Rezidives abzuschätzen, z.b. bei den nicht operierbaren Aneurysmen, bei den Tumoren, bei den transitorischen ischämischen Attacken oder bei der eigentlichen Apoplexie (s. unten). Unter den verkehrsrelevanten neurologischen Störungen sind vor allem zu beachten: schlaffe oder spastische Lähmungen, Neigung zur Kontraktionsnachdauer mit der Unfähigkeit, eine Muskelkontraktion blitzschnell zugunsten einer anderen aufzugeben (typisch bei den Myopathien), fortschreitende Adynamie mit abnorm rascher Ermüdung, unkoordinierte Muskelbewegungen im Sinne von Tremor, Klonus, ausfahrenden Bewegungen, Beeinträchtigung der Oberflächen- und Tiefenwahrnehmung, sensible Schmerz- und Reizzustände. Bei allen diesen Beeinträchtigungen hat sich der Experte zu fragen, ob die Bedienung des Fahrzeuges weiterhin gewährleistet ist, z.B. auch bei längeren Fahrten, oder ob gegebenenfalls entsprechende spezielle technische Adaptationen vorgenommen werden müssen. Der endgültige Entscheid liegt häufig beim technischen Experten; die Überprüfung kann mittels eines Fahrsimulators oder in einer praktischen, evtl. verlängerten Fahrprobe erfolgen.

Nachfolgend sei noch auf zwei relativ häufige, verkehrsmedizinisch schwierig zu beurteilende Krankheitszustände speziell eingegangen:

Multiple Sklerose

Diese Krankheit zeichnet sich einerseits durch ihre vielfältige Symptomatik und andererseits durch ihre wechselnden Verlaufsformen aus. Besonders hervorzuheben sind Beeinträchtigungen des Bewegungsapparates infolge Ataxien, Sensibilitätsstörungen, spastischen oder schlaffen Paresen, Beeinträchtigung der Sehfunktion infolge Retrobulbärneuritis oder Augenmuskellähmung sowie Veränderungen der Persönlichkeit mit Neigung zur Selbstüberschätzung, zur Euphorie und zur Kritikschwäche. Während einzelne Patienten durch rasche Folge von Krankheitsschüben innerhalb kurzer Zeit Schwerinvalide werden, zeigen andere mehr oder weniger ausgeprägt Remissionen von unbestimmter Dauer oder nur langsam progressive Verschlechterung. Bezüglich der *Beurteilung der Fahrtauglichkeit* zu einem bestimmten Zeitpunkt ist somit hauptsächlich zu berücksichtigen:

- Art und Ausmaß der Bewegungseinschränkung: Ist eine sichere technische Fahrzeugbedienung gewährleistet, oder kann eine solche evtl. nur durch entsprechende Fahrzeugadaptation erreicht werden? Entscheidend ist am Ende die praktische Fahrprobe; zum Nachweis einer abnormen Ermüdbarkeit muß sie in Einzelfällen verlängert werden.
- Beeinträchtigung der Sehfunktion: Bei jedem Kranken sind Sehschärfe und Gesichtsfeld zu überprüfen; ferner ist nach Doppelbildern zu fragen. Gesichtsfeldausfälle in einzelnen Quadranten sind nicht so selten; sie wirken sich deshalb besonders gefährlich aus, weil sie der Patient selbst nicht realisiert.
- Psychische Veränderungen: Euphorie mit Kritikschwäche führt zur Fehleinschätzung der Verkehrssituation und damit zur Erhöhung des Unfallgefahrenmoments. Die Angaben des Kranken sollen durch Befragung der Angehörigen ergänzt werden, da beispielsweise eine langsame Progredienz des Leidens vom Kranken selbst kaum bemerkt wird.

Die Meinungen über die Fahrtauglichkeit von Multiple-Sklerose-Kranken sind in der Literatur kontrovers. In einer eigenen Untersuchung von 35 Patienten, welche mit einer Kontrollgruppe gleichen Alters und gleicher Fahrpraxis verglichen wurden (Durchschnittsalter 50 Jahre, durchschnittliche Fahrpraxis 200 000 km), liegen die Übertretungs- und vor allem die Unfallzahlen der Kranken deutlich über denjenigen der gesunden Vergleichspersonen [75]. Eine krankheitsspezifische Übertretungs- oder Unfallart läßt sich allerdings nicht ermitteln. Die Kranken betrachten sich selbst als durchschnittliche bis gute Fahrer und fühlen sich durch ihr Leiden im Straßenverkehr mit wenigen Ausnahmen nicht behindert. Sie überschätzen somit mehrheitlich ihre eigene Leistungsfähigkeit. Aus dieser Analyse läßt sich ableiten, daß bei der Zulassung eines Multiple-Sklerose-Patienten Zurückhaltung am Platze ist. Eine solche darf nur nach günstig ausfallender, eingehender verkehrsmedizinischer Querschnittsuntersuchung inkl. Beizug eines hausärztlichen Längsschnitts erfolgen. Dabei sind folgende *Auflagen* notwendig:

- Periodische hausärztliche und u.U. verkehrsmedizinische Überwachung und Kontrolle unter besonderer Berücksichtigung von Bewegungsapparat, Sehfunktion und psychischem Verhalten.
- Vorübergehender Verzicht auf weiteres Lenken bei Auftreten eines Krankheitsschubes.

Die durchschnittliche Berufsfähigkeit eines Kranken mit multipler Sklerose beträgt etwa 9 Jahre. Damit sie möglichst lange bewahrt werden kann, sollte der Kranke weiterhin fahrtauglich bleiben, da der Arbeitsweg am Steuer viel weniger anstrengend und ermüdend ist und damit auch das Fortschreiten des Leidens verlangsamt werden kann [158]. Durch Einhaltung der obengenannten Auflagen ist dies bei einem Teil der Kranken ohne besondere Gefährdung der übrigen Verkehrsteilnehmer möglich.

Hirnschlag und Folgezustände

Häufigste Ursachen sind Bluthochdruck und sklerotische Gefäßveränderungen, seltener sind embolische oder thrombotische Gefäßverschlüsse bzw. Gefäßmißbildungen mit Aneurysmabildung. Hirnblutungen treten hauptsächlich bei plötzlichen Blutdruckerhöhungen auf (untertags; evtl. auch am Steuer), während Hirnerweichungen eher bei Blutdruckabfall (nachts) manifest werden. Häufig künden sich Hirnschläge durch vorausgehende transitorische ischämische Attacken an. Die wichtigsten verkehrsrelevanten Beeinträchtigungen stellen im akuten Stadium Schwindel, Nausea, Erbrechen, Störungen der Sehfunktion oder des Bewußtseins sowie flüchtige fokale neurologische Symptome dar (Paresen, Koordinationsstörungen, Ataxie, Aphasie); nach abgelaufener Apoplexie beobachtet man bleibende Invaliditäten (Mono- oder Hemiparesen), Beeinträchtigungen der Sehfunktion (Blickparesen mit Doppelbildern, Gesichtsfeldausfälle, Störungen des Raumerlebens) sowie vor allem psychische Veränderungen (Leistungsabfall, abnorme Ermüdbarkeit, Verlangsamung, Konzentrationsmangel, Affektlabilität, Depressionen oder mangelndes Krankheitsgefühl). Die Gefahr eines Rezidivs ist vor allem im ersten Jahr erhöht.

Eine Apoplexie, die während der Verkehrsteilnahme eintritt, führt häufig zu einem Unfall. In einer eigenen Untersuchungsserie [146] von mehr als 100 Lenkern, welche eine Apoplexie oder eine transitorische ischämische Attacke durchgemacht hatten, hatte sich bei jedem 4. Kranken die Störung am Steuer zugetragen, wobei es 11mal zu einem Unfall gekommen war, 12 Betroffenen gelang es noch, das Fahrzeug selbst anzuhalten, bei 3 weiteren konnte der Unfall durch einen Mitfahrer verhindert werden. Diese Erfahrungen lassen es als angezeigt erscheinen, bezüglich der Zuerkennung weiterer Fahrtauglichkeit bei drohender oder abgelaufener Apoplexie Zurückhaltung zu üben. Folgende Entscheidungskriterien sind maßgebend:

- Grad der Invalidität: Evtl. sind entsprechende Fahrzeugadaptationen notwendig.
- Sehfunktion: Ausschluß von Gesichtsfeldausfällen und von Blickparesen mit Doppelbildern.
- Psychische Veränderungen: Unter Umständen ist eine Überprüfung durch Anordnung einer verkehrspsychologischen Untersuchung oder einer praktischen, gegebenenfalls verlängerten Fahrprobe notwendig.
- Bisherige Fahrpraxis: Der Beizug der Vorstrafenkontrolle durch den beurteilenden Arzt hilft wesentlich.
- Prognose des Leidens: Eine Zulassung ist vor allem zu verantworten, wenn das Grundleiden behandelbar ist (medikamentöse Einstellung des Blutdrucks; operative Ausschaltung eines Aneurysmas etc.) Bei Andauern der Risikofaktoren und Unmöglichkeit einer kausalen Therapie empfiehlt sich mindestens vorübergehende Ausschaltung aus dem Straßenverkehr.

Herz- und Kreislaufkrankheiten

Übereinstimmend wird in mehreren experimentellen Arbeiten festgestellt, daß das Autofahren für jedermann einen gewissen Streß bedeutet, wobei der ungeübte Lenker viel stärker reagiert als der erfahrene, langjährige Ausweisinhaber. Dieser Streß äußert sich durch teilweise erhebliche Erhöhung der Pulszahl, des Blutdrucks sowie durch Elektrokardiogramm-Veränderungen (Auftreten von Extrasystolen, Arrhythmien und gelegentlich ST-Senkungen). Die daraus gezogenen Schlüsse sind je nach Autor unterschiedlich. Es steht fest, daß ein Herzkranker durch seine aktive Teilnahme am Straßenverkehr belastet wird. Nun ist aber interessant, daß gemäß verschiedenen statistischen Analysen Unfälle oder Verkehrsgefährdungen, als deren Ursache eine *tödliche Herz- oder Kreislaufstörung am Steuer* nachgewiesen wurde, selten sind. Übereinstimmend geben die umfangreichsten Arbeiten Häufigkeiten weit unter 1‰ der Gesamtunfallzahl an (zusammengefaßt in [77, 169]). Dafür sind verschiedene Gründe ins Feld geführt worden. Ausschlaggebend dürfte sein, daß das Autolenken eine dauernde Angespanntheit in der sympathikotonen Phase erfordert. Erfahrungsgemäß tritt aber ein plötzlicher Herzstillstand häufiger in der vagotonen Phase auf. Diesem Umstand entsprechend werden plötzliche Herztodesfälle nicht selten unmittelbar vor Antritt einer Fahrt bzw. kurz nach Beendigung derselben beobachtet (Kollaps im stehenden Fahrzeug, z.B. vor einer Ampel oder in der wartenden Kolonne). Ferner scheint ein Herzkranker einen nahenden Kollaps häufig rechtzeitig zu bemerken, so daß er noch die Möglichkeit besitzt, zweckentsprechend zu reagieren. Nicht selten wird beobachtet, daß ein solcher Lenker sein Fahrzeug anhält oder mindestens gegen den Straßenrand hin zum Auslaufen bringt. Das Fenster des Fahrzeuges wird häufig auf der Lenkerseite offen angetroffen. Selbst bei einem plötzlichen Herzstillstand wird vermutet, daß das Bewußtsein noch wenige Sekunden erhalten bleibt, während denen vernünftige Reaktionen möglich sind. Man kann sich fragen, ob solche Todesfälle am Volant bei höheren Geschwindigkeiten, z.B. auf Autobahnen, mit steigendem Straßenausbau zukünftig nicht eine zusätzliche Gefahr darstellen werden, da zudem derartige Fahrsituation monoton sind und deshalb in die vagotone Phase überleiten können.

Im Gegensatz zu den seltenen Unfallsituationen infolge Herztod am Steuer findet sich etwas häufiger ein tödlicher Kreislaufkollaps bei einem Zweiradlenker, vor allem bei einem Fahrrad- oder Motorfahrradfahrer. Hier dürfte die zusätzliche Belastung des Herzens durch die körperliche Anstrengung beim muskelbetriebenen Zweirad und durch die Ungeschütztheit gegenüber der Witterung, speziell in der kalten Jahreszeit, ursächlich ausschlaggebend sein. Einem Patienten mit manifester Herz- oder Kreislaufstörung ist deshalb ärztlicherseits von der Benützung eines Zweirades generell abzuraten.

Die Zahl jener *Verkehrszwischenfälle,* welche *durch* eine lediglich *vorübergehende Herz- oder Kreislaufstörung* verursacht werden, ist ungewiß. Mit einer erheblichen Dunkelziffer muß gerechnet werden. Handelt es sich nämlich um einen Kranken, der schon früher ähnliche Schwächeanfälle erlitt und ein großes Interesse daran besitzt, seinen Ausweis weiterhin zu behalten, so wird er mit allen Mitteln zu dissimulieren versuchen. Umgekehrt wird gegenüber der Polizei nicht selten nach einem Unfall ein Schwächeanfall geltend gemacht, sei es als bewußte Schutzbehauptung oder als mehr oder weniger unbewußt versuchte Erklärung für das menschliche Versagen. Nur in wenigen Fällen wird es gelingen, durch eine kardiologische Untersuchung mit Sicherheit den Zusammenhang zwischen Krankheit und Verkehrsdelikt zu beweisen bzw. auszuschließen. Immerhin zeigen einzelne statistische Zusammenstellungen, daß die Gruppe der Herz- und Kreislaufkranken zu einer vermehrten Verkehrsgefährdung neigt [45].

Die hauptsächlichsten Gefahren für einen Herz- oder Kreislaufkranken im Verkehr stellen folgende Komplikationen dar:

- Eine Synkope, z.B. bei Hypotonie, Rhythmusstörung, plötzlichem Koronarverschluß, ungenügender Blutversorgung des Gehirns infolge Aortenstenose, Morbus embolicus etc.,
- eine zunehmende Herzschwäche mit ihren Folgen (s. S. 87),
- eine plötzlich eintretende schwere Angina pectoris.

Durch die ärztliche Untersuchung ist festzustellen, ob mit solchen Komplikationen zukünftig zu rechnen ist und damit der Gefahrenmoment bei weiterer Verkehrsteilnahme wesentlich ansteigt. Diese ärztliche Untersuchung umfaßt neben den üblichen klinischen Parametern evtl. eine Kreislauf-Funktionsprüfung (z.B. Schellong-Test, Valsalva-Versuch, einseitiger Karotis-Sinusdruck etc.), ein Elektrokardiogramm (in Ruhe und bei Belastung) sowie ein Thorax-Röntgenbild. In seltenen kritischen Fällen wird sogar eine spezielle kardiologische Abklärung vorgeschlagen werden müssen, z.B. mittels Angiographie, Ergometrie, Computertomogramm, Ultraschall etc. Unter Umständen drängt sich sogar eine Langzeit-Radio-Telemetrie auf [7]. Bei ungünstigem Ergebnis muß die *Fahrtauglichkeit verneint* werden, vor allem bei folgenden Krankheiten:

- Bluthochdruck von dauernd mehr als 220/130 mm Hg mit Schwindelanfällen,
- kürzlich durchgemachter Herzinfarkt,
- wiederholte schwere Anfälle von Angina pectoris oder deutliche Koronarinsuffizienz im Elektrokardiogramm,
- Arrhythmie mit Neigung zu Synkopen,

- hochgradige Aortenstenose,
- anderer Klappenfehler oder Myopathie mit Zeichen deutlicher Dekompensation,
- Hypotonie unter 80 mm Hg mit Neigung zu Ohnmachten,
- obliterierende Sklerose der Beinarterien mit schwerer Claudicatio intermittens,
- Herzwandaneurysma,
- im Röntgenbild deutlich sichtbares Aortenaneurysma mit klinischen Beschwerden,
- Zerebralsklerose mit erheblichen psychischen Störungen.

Viel häufiger als eine Ablehnung der weiteren Fahrtauglichkeit wird die *bedingte Zulassung* sein, d.h. eine Befürwortung *unter* der Garantie des Einhaltens von gewissen *sichernden Auflagen* durch den Kranken. Als häufigste Möglichkeiten kommen dabei in Frage:

- Fahren nur bei Wohlbefinden. Bei Auftreten von auch nur geringfügigen Störungen muß die Fahrt sofort unterbrochen werden (Pulsunregelmäßigkeit, Herzdruck, Kurzatmigkeit etc.). Keine Fahrt durchstehen wollen!
- Regelmäßige, hausärztliche, fachärztliche oder klinische Behandlung und Kontrolle. Diese ist besonders wichtig bei Schrittmacher-Patienten. Periodische verkehrsmedizinische Überwachung mit entsprechender Stellungnahme zu Handen der Zulassungsbehörde.
- Mitsichführen der nötigen medizinischen Information (z.B. Antikoagulanzienpaß, Schrittmacherausweis) und der Notfallmedikamente (Nitroglyzerin, Vitamin K etc.).
- Ein- bis mehrwöchige Fahrpause bei Übergang auf ein neues, stark wirkendes Medikament, vor allem bei Hypertoniebehandlung.
- *Vermeidung* von zusätzlichen *Risikofaktoren:*
  - kein Fahren unter Einfluß von Nikotin oder Alkohol;
  - kein Fahren mit vollem Magen, d.h. direkt nach einer reichlichen Mahlzeit;
  - kein Fahren bei extremer Kälte (kein Zweiradlenken im Winter; Auto nicht ungeheizt in der Kälte stehenlassen);
  - kein Fahren unmittelbar nach stärkerer körperlicher Anstrengung (kein Ausschaufeln eines Fahrzeuges aus dem Schnee; kein Anstoßen eines Zweirades; kein Beladen eines Vehikels mit schweren Gütern unmittelbar vor der Abfahrt; kein Lenken von Großraumfahrzeugen; möglichst Benützung von Fahrzeugen mit Servobremse und Servolenkung);
  - kein Fahren nach psychischen Aufregungen.
- Vermeidung von größeren Alleinfahrten, von Bergfahrten mit großem Höhenwechsel oder von besonderen Risikofahrten (Fahren in starkem Verkehr, auf engen Paßstraßen usw.).
- Beschränkung der Geschwindigkeit, Vermeidung von Autobahnen oder städtischen Schnellstraßen.

Liegt ein manifester abnormer Herz- oder Kreislaufbefund vor, so sollte ferner in der Regel auf die weitere *berufliche Benützung des Fahrzeuges* verzichtet werden [48]. Ein Chauffeur verbringt nämlich einen großen Teil des Tages auf der Straße, so daß die Chance eines Zwischenfalls am Volant bei einem Herzkranken erheblich ansteigt. Ferner kann ein Berufskraftfahrer bei geringfügigen gesundheitlichen Störungen nicht ohne weiteres auf das Fahren verzichten; vielmehr besteht regelmäßig die Tendenz, die Arbeitszeit durchzustehen. Dies ist für den Herzkranken aber besonders gefährlich. Schließlich bedeutet beispielsweise das Lenken eines Lastwagens auch heute noch häufig eine erhebliche körperliche Anstrengung, die einem derartigen Kranken nicht zugemutet werden darf. Beim Taxi- und Carlenker besteht zudem eine erhöhte Verantwortung gegenüber den Fahrgästen.

Für die einzelnen großen Gruppen der Herzleiden ergeben sich folgende individuelle Beurteilungskriterien:

1. Herzklappenfehler. Eine Verkehrsuntauglichkeit besteht erst bei manifester Insuffizienz (s. auch unter 5). Besondere Vorsicht ist ferner am Platze bei einem Klappenfehler mit Morbus embolicus sowie bei der Aortenstenose, die bekanntermaßen pötzliche Synkopen auslösen kann. Die Vorgeschichte (vorausgegangene Schwächeanfälle?) und der gegenwärtige Stand der Kompensation werden für den ärztlichen Entscheid ausschlaggebend sein. Kunstklappenträger sollten aus dem Verkehr ausgeschaltet werden [66].

2. Kranzgefäßleiden. Die Koronarischämie gilt als eine der häufigsten Todesursachen in Europa, vor allem beim männlichen Geschlecht. Die Chance ihres Auftretens während einer Verkehrsteilnahme ist deshalb nicht von der Hand zu weisen. Menschen mit häufiger angina pectoris oder mit frischem Infarkt sollten kein Fahrzeug lenken. Die Karenzfrist nach einem Infarkt ist je nach Verlauf auf 3-6 Monate anzusetzen. Eine zu frühe Wiederzulassung könnte infolge Belastung des Herzens im Verkehr zu einem neuen Koronar-Anfall führen. Als Faustregel des Zeitpunkts der erneuten Zulassung mag die Wiedererlangung der vollen Arbeitsfähigkeit gelten. Der Kranke ist dabei besonders auf die Risikofaktoren hinzuweisen und entsprechend zu instruieren (s. Auflagen S. 85). Bei Grenzfällen vermag die Koronarographie prognostisch Hilfe zu bringen. Ist lediglich ein Hauptast verschlossen, so besteht eine Mortalität innerhalb eines Jahres von etwa 4%, bei Verschluß von zwei Ästen von ca. 8% und bei Verschluß von drei Ästen von etwa 12% [161]. Bei Auftreten eines zweiten Infarktes ist die weitere Befürwortung einer Fahrtauglichkeit nur selten gegeben.

3. Rhythmusstörungen. Bedeutungsvoll sind einerseits das Vorhofflimmern mit Morbus embolicus und andererseits inkonstante, wechselnde Rhythmen mit Neigung zu Schwächeanfällen infolge ungenügender Sauerstoffversorgung des Gehirns: paroxysmale Tachydardie, salvenförmige Extrasystolen, Anfälle von Herzflattern oder Herzflimmern sowie extreme Bradykardien, z.B. bei Blockierungen, Karotissinusreflex [38] etc. Neben dem vollständigen Block sei besonders auch auf die Schenkelblöcke und Hemiblöcke hingewiesen, die u.U. lediglich im Elektrokardiogramm erkennbar sind, aber unvermutet in einen vollständigen Block übergehen können. Sie sind bei Jugendlichen weniger bedeutsam als im Alter. Rechtsblöcke sind prognostisch günstiger als Linksblöcke. Solche Leute müssen ständig überwacht werden mit häufigen Elektrokardiogramm-Kontrollen. Zum Ausschluß von Synkopen empfiehlt sich, neben den Angaben des Kranken auch eine Umgebungsbefragung vorzunehmen (Angehörige, Arbeitgeber). Steht fest, daß in der Vorgeschichte eine oder mehrere Synkopen beobachtet wurden, so wird in der Regel so lange auf Fahruntauglichkeit erkannt werden müssen, bis die Rhythmusstörung behoben ist. Die Implantation eines Schrittmachers ist u.U. unumgänglich.

4. Schrittmacher. Die Auffassungen der Fachleute bezüglich der Fahrtauglichkeit von Schrittmacher-Trägern sind kontrovers [47]. Wenn der Patient gut instruiert ist und regelmäßig fachärztlich überwacht wird, kann er auf Antrag des Spezialisten als Privatwagenlenker wiederum zugelassen werden. Mehrere Untersuchungen größerer derartiger Kollektive zeigen nämlich, daß selbst diese Kranken sich durchaus zu bewähren vermögen. Allerdings empfiehlt sich eine Fahrkarenz von mindestens etwa 1-2 Monaten nach der Implantation, da mögliche Komplikationen hauptsächlich in diesem Zeitraum eintreten. Da in Deutschland jährlich mit einer Zunahme der Schrittmacher-Patienten um 50% gerechnet wird, ist zu erwarten, daß innerhalb weniger Jahre der Anteil solcher Verkehrsteilnehmer rapide ansteigt. Die zukünftige Verkehrserfahrung wird lehren, ob dadurch eine Zunahme von herzbedingten Fahrzwischenfällen eintritt.

5. Herzmuskelleiden. Hierbei stehen im Vordergrund die Herzhypertrophie, die Muskelfibrose und die Myokarditis. Mit der Zeit führt auch ein Klappenfehler oder ein Kranzgefäßleiden zu einer Schädigung der Herzmuskulatur. Folge dieser Schädigung ist eine mehr oder weniger ausgeprägte Herzinsuffizienz. Wer in völliger Ruhe unter den Zeichen einer Herz-Leistungsschwäche leidet, ist zum Führen irgendeines Fahrzeuges ungeeignet. Wer bei gewöhnlichen Alltagsbelastungen eine Leistungsschwäche zeigt, kann zwar als Privatwagenlenker zugelassen werden, soll aber stets auf einen Ausweis zu beruflichem Zweck verzichten und die Verkehrsteilnahme auf ein Minimum beschränken. Solange sich eine Herzinsuffizienz lediglich bei besonderen Belastungen manifestiert (Treppensteigen, Laufen, Lastentransport etc.), läßt sich i.allg. eine weitere Fahrtauglichkeit verantworten, allerdings häufig nur unter den auf S. 85 angeführten einschränkenden Auflagen. Bei Kranken mit chronischer Kreislaufschwäche besteht so lange Fahrtauglichkeit, als ihr Leiden durch die ärztliche Behandlung kompensiert werden kann. Treten jedoch manifeste Dekompensationszeichen auf, wie z.B. Dyspnoe mit Reizhusten und beginnendem Lungenödem oder periphere Stauung mit Ödem, Lebervergrößerung und Verdauungsbeschwerden, so besteht in der Regel Fahruntauglichkeit. Man halte sich vor Augen, daß dadurch nicht nur eine körperliche

Schwerfälligkeit, Kraftlosigkeit und allgemeine Reaktionsverlangsamung eintreten. Wesentlicher sind gegebenenfalls die psychischen Rückwirkungen in der Form von Reizbarkeit, Labilität, Konzentrationsschwäche und rascher Ermüdbarkeit. Selbstverständlich muß schließlich bei einer nachgewiesenen, floriden Myokarditis oder Endokarditis auf das Lenken irgendeines Fahrzeuges verzichtet werden.

6. Aneurysma. Obwohl ein im Elektrokardiogramm oder röntgenologisch nachgewiesenes Aneurysma der Herzwand oder der Aorta nicht unbedingt eine Fahruntauglichkeit nach sich zieht, wird man in der Zuerkennung eines Ausweises bei dieser Krankengruppe doch sehr zurückhaltend sein. Die Prognose ist erfahrungsgemäß schlecht, und es muß jederzeit mit der Möglichkeit einer Ruptur (Aorta) oder einer Synkope (Herz) gerechnet werden. Im erstgenannten Fall kann zwar unter günstigen Voraussetzungen eine Verkehrsgefährdung vermeidbar sein, wenn der davon Betroffene noch kurzzeitig zu reagieren vermag und das rollende Fahrzeug anhalten kann.
Bei den Gefäßleiden stehen im Vordergrund die Blutdruckanomalien. Sekundär können auch sklerotische Veränderungen von Bedeutung sein.

7. Hypertonie. Obwohl bei der Beurteilung nicht so sehr die absoluten Blutdruckwerte als vielmehr die Schwankungen ausschlaggebend sind (Blutdruckkrisen), wie auch ihre Rückwirkungen auf die einzelnen Organe, kann als Faustregel gelten, daß ein Patient mit einer dauernden Hypertonie von mehr als 220/130 mm Hg aus dem Verkehr ausgeschaltet werden sollte. Steigen die Werte über ca. 200/100 mm Hg, so sollte auf weiteres berufliches Fahren verzichtet werden [46]. Bei der Untersuchung ist nach Komplikationen zu suchen, vor allem im Bereich des Herzens, des Hirns, der Augen, der Ohren (Menière oder sonstige Gleichgewichtsstörungen) und der Nieren. Letztere sind für die Prognosestellung wesentlich. Die Augenüberprüfung hat links und rechts getrennt zu erfolgen und soll sich über Gesichtsfeld, Sehschärfe und Fundusbeurteilung erstrecken. Bei der Behandlung einer Hypertonie mit einem neuen Medikament ist der Kranke eingehend auf die möglichen Nebenwirkungen aufmerksam zu machen und während der ersten Zeit vom Fahren abzuhalten. Die wichtigsten verkehrsrelevanten Nebenwirkungen sind in Tabelle 19 zusammengestellt. Gefährlich ist insbesondere ein Blutdruckabfall um mehr als 50 mm Hg.

8. Hypotonie. Mit der Möglichkeit einer plötzlichen Bewußtseinsstörung muß vor allem bei Meßwerten unter 80 mm Hg systolisch gerechnet werden. Dennoch halte sich der Arzt vor Augen, daß Ohnmachten am Steuer auch durch eine ganze Reihe anderer Störungen hervorgerufen werden können. Eine entsprechend gründliche und umfangreiche Untersuchung ist notwendig (s. S.

Tabelle 19. Beispiele von verkehrsrelevanten Nebenwirkungen verschiedener Antihypertonika

	Sedation Müdigkeit	Nausea Schwindel	Hypotonie Kollaps	Depression	Alkoholwirkung verstärkt	Tachykardie Anginöse Beschwerden
β-Rezeptorenblocker	+	++			+	
Rauwolfiaalkaloide (Reserpin)	++	+	+	++	++	
Dihydralazine (Nepresol, Adelphan)		++			+	+
Vasodilatatoren (Hydralazin)		++	++			++
α-Methyldopapräparate (Aldomel)	++	+	++		+	
Clonidine (Catapresan)	++	+	++		+	
Sympathikolytika (Guanethidin)			++	++	+	
Häufige Kombinationen mit Diuretika		++	++			
Sedativa	++				++	

103-107). Hypotoniker mit Neigung zur Ohnmacht zeigen häufig auch besonders ausgeprägte vegetative Stigmata, also z.B. Zungenzittern, Handschweiß, Lidflattern, Dermographismus, respiratorische Arrhythmie usw. Außer den Antihypertensiva führen verschiedene weitere Medikamente, z.B. Antiarrhythmika, zu Blutdrucksenkungen, welche Schwindel oder sogar Bewußtseinsverlust hervorzurufen vermögen. Weisen die Vorgeschichte, die Tatumstände und die ärztlichen Befunde übereinstimmend auf ein derartiges Geschehen hin, so läßt sich die weitere Fahrtauglichkeit gegebenenfalls nur unter gewissen Sicherungsauflagen rechtfertigen: Vermeidung von Fahrten bei Unwohlsein, in der Rekonvaleszenz, bei Ermüdung, während drückend heißer Witterung, unter dem Einfluß von Alkohol oder von Medikamenten, bei Frauen während der Menstruation etc.

9. Gefäßsklerose. Diese gewinnt erst verkehrsrelevante Bedeutung, wenn dadurch arterielle Durchblutungsstörungen in jenen Organen auftreten, deren Funktion für die Fahrtauglichkeit wesentlich ist, also im Gehirn, im Herzen, in den Augen oder in den Gliedmaßen. Bei den letztgenannten ist als Leitsymptom das intermittierende, schmerzbedingte Hinken zu nennen. Kommt es bereits nach einer Gehstrecke von 2 m oder gar bei Ruhe zu Schmerzzuständen, so besteht keine Fahrtauglichkeit mehr, ebenso bei Geschwürbildung in Füßen oder Beinen [165]. Ausgeprägte Parästhesien vermögen ebenfalls die Fahrtauglichkeit in Frage zu stellen. Sklerotische Beeinträchtigungen im Niveau des Gehirns, des Herzens oder der Augen werden bei den entsprechenden Organen besprochen. Hinzuweisen bleibt schließlich auf den überschießenden Karotissinusreflex bei Sklerose an der Verzweigungsstelle der Kopfschlagadern. Hier müssen dem Kranken entsprechende Ratschläge erteilt werden (keine steifen Kragen tragen, keine brüsken Kopfdrehungen ausführen, evtl. Einbau von Seitenspiegeln).

Es ist abschließend darauf hinzuweisen, daß sich der Arzt ständig über den Einfluß der Medikamente auf die weitere Fahrtauglichkeit Rechenschaft geben soll. Er muß seinen Patienten nicht nur auf die gewünschte Wirkung eines verabreichten Arzneimittels aufmerksam machen, sondern auch auf die Nebenwirkungen, vor allem in Hinblick auf Beeinträchtigungen am Steuer. Ihre Intensität unterliegt starken inter- und intraindividuellen Schwankungen [109]. Der Kranke soll darauf trainiert werden. Dies gilt stets bei Verabreichung eines neuen, dem Patienten noch nicht bekannten, stark wirkenden Mittels (Digitalis, Nitroglyzerin, Antikoagulans, Antihypertonikum, Antiarrhythmikum, Sedativum). In der Regel sollte der Kranke so lange vom Fahren abgehalten werden, bis er die Wirkung und Nebenwirkung genau kennt und die für ihn optimale Dosierung gefunden hat. Bei Langzeitbehandlung besteht ferner die Gefahr von Nebenerscheinungen [156], sei es durch direkte toxische Wirkung

Tabelle 20. Beispiele von möglichen verkehrsrelevanten Interaktionen bei Kombination von Herz- oder Kreislaufmitteln mit anderen Medikamenten

Mittelkombination	Interaktion
Digitalis und Diuretikum	Digitalistoxizität nimmt zu: Arrhythmie, Blockierungen
Antiarrhythmikum und Antazidum	Chinidintoxizität gesteigert
Antiarrhythmikum und Barbiturat/Phenytoin	Chinidinwirkung herabgesetzt
Antikoagulans und verschiedene Medikamente	Blutungsbereitschaft gesteigert
Antihypertensivum und Anästhetikum	Hypotonie verstärkt
Antihypertensivum und trizyklisches Antidepressivum	Antihypertensive Wirkung vermindert

am Erfolgsorgan (z.b. Rhythmusstörung bei Überdigitalisierung, Blutung bei zu starker Herabsetzung der Blutgerinnungsfähigkeit), sei es durch indirekten Effekt, z.b. über eine Störung des Kalium-Stoffwechsels bei wiederholter Entwässerungs-Therapie. Entsprechende periodische Blutspiegel- und Stoffwechselkontrollen sind erforderlich. Schließlich gibt es bei gleichzeitiger Anwendung mehrerer Herz- oder Kreislaufmittel bzw. bei Kombination mit anderen Medikamenten nicht selten Interaktionen (Tabelle 20), die sogar dem Arzt nicht immer bewußt sind [100]. Man hüte sich vor einer dadurch bewirkten Verkehrsgefährdung. Unfälle infolge ärztlich rezeptierter Herz- oder Kreislaufmittel sind zwar selten, sie können aber zur Klage auf Schadenersatz gegenüber dem Therapeuten Anlaß geben.

Stoffwechselstörungen, speziell Zuckerkrankheit

Mit wenigen Ausnahmen sind Stoffwechselstörungen verkehrsmedizinisch irrelevant, da die durch sie bewirkten Veränderungen i.allg. den Kranken ohnehin vom Fahren abhalten. Von praktischer Bedeutung sind außer der Zuckerkrankheit lediglich leichtgradige Dysfunktionen der Schilddrüse mit begleitenden vegetativen Regulationsstörungen sowie gut eingestellte Dialysepatienten. Die erstgenannte Krankengruppe fällt durch schlechten Fahrstil und mangelndes Anpassungsvermögen mit erhöhter Ablenkbarkeit und Störbarkeit sowie durch emotionale Verstimmungen auf. Ferner kann ein Exophthalmus zur gänzlichen Fahrunfähigkeit führen. Bei den zweitgenannten Kranken ist die Leistungsfähigkeit herabgesetzt, die Ermüdbarkeit gesteigert, und es findet sich eine eigentümliche Einschränkung des Nacht- und Dämmerungssehens [118]. Für die Paxis führt dies zu einem Verbot für Nachtfahrten. Innerhalb von 24 h nach der Hämodialyse soll ferner kein Fahrzeug gelenkt werden [40].

Zuckerkrankheit

Nach verschiedenen Statistiken finden sich unter der erwachsenen europäischen Bevölkerung nahezu 2% Zuckerkranke. Gehen wir davon aus, daß diese Leute sich nahezu ebenso häufig ans Steuer setzen wie Gesunde (nur ein ausgesprochen schwerer Fall von Diabetes macht das Lenken unmöglich), so ergibt sich, daß in jedem Land tausende von Zuckerkranken am Verkehr teilnehmen. Häufig sind sie der Behörde überhaupt nicht bekannt, da das Leiden erst zu einem Zeitpunkt beginnt, wenn der davon Betroffene den Führerschein bereits besitzt. Selbst bei erstmaliger Bewerbung vermag ein raffinierter Zuckerkranker durch gute Einstellung sein Leiden bei einer einmaligen vertrauensärztlichen Untersuchung zu verbergen.

Verschiedene Untersuchungen größerer Kollektive zeigen, daß die Bewährung der Zuckerkranken am Volant im Durchschnitt schlechter ist als diejenige gesunder, gleichaltriger Vergleichspersonen [22, 44]. Dies kommt in Abb. 8 zum Ausdruck. Man ersieht daraus, daß die Komplikationen und Folgen des Diabetes die Verkehrsgefährdung spezifisch zu erhöhen vermögen. Vor allem sind aber auch die unspezifischen Verkehrsvergehen gegenüber der Norm gehäuft, bei welchen sich kein direkter Zusammenhang mit der Zuckerkrankheit nachweisen läßt. Der schlecht eingestellte Diabetiker gefährdet

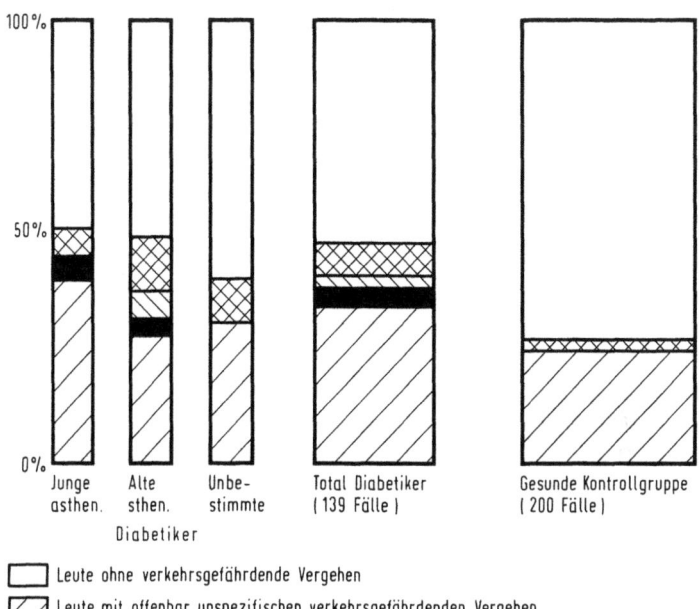

☐ Leute ohne verkehrsgefährdende Vergehen
▨ Leute mit offenbar unspezifischen verkehrsgefährdenden Vergehen
■ Leute mit wahrscheinlichen oder möglichen spezifisch diabetischen Vergehen
▧ Leute mit nachgewiesenen spezifisch diabetischen Vergehen
▩ Leute mit Alkoholvergehen

Abb. 8. Der Prozentsatz verkehrsgefährdender Vergehen liegt beim Zuckerkranken deutlich höher als bei der gesunden Kontrollgruppe; wesentlich beteiligt sind dabei die Alkoholdelikte. Nach [44]

somit den Verkehr nicht so sehr direkt durch die krankheitsbedingten Störungen als vielmehr indirekt durch seine dabei bestehende, schlechtere allgemeine Kondition. Dieses Ergebnis wird allerdings von einigen Untersuchern angezweifelt [40, 58, 167]. Auch zeigt eine experimentelle Überprüfung der Leistungsfähigkeit im Hinblick auf die Verkehrstauglichkeit bei Diabetikern keine Abweichungen von der Norm bei Blutzuckerwerten zwischen 74 mg% und 320 mg% [158]. Es ist deshalb problematisch, diese z.T. kontroversen Gruppenanalysen auf den einzelnen Begutachtungsfall anzuwenden. Bei der Beurteilung wird der Vertrauensarzt besser bei jedem Exploranden sorgfältig die *möglichen spezifischen Verkehrsgefährdungen* berücksichtigen, nämlich

- Entgleisungen des Blutzuckergehalts: Juvenile Diabetiker besitzen häufig einen labileren Zuckerstoffwechsel als ältere Kranke. Bei Erstinsulineinstellung empfiehlt sich eine dreimonatige Fahrpause [12].
- Früh- und Spätkomplikationen (s. unten).
- Haupt- und Nebenwirkungen der Behandlung, vor allem, wenn es sich um eine Kombinationstherapie handelt.

Tabelle 21. Fragen für insulinspritzende Autofahrer. (Herausgegeben von der Ärztekommission der Zürcher Diabetes-Gesellschaft, Juli 1974)

1. Insulin bewirkt im Körper
   a) ein Ansteigen des Blutzuckers
   b) eine bessere Verdauung
   c) eine Verminderung der Nahrungsaufnahme
   d) ein Absinken des Blutzuckers

2. Verschiedene Insulinfabrikate oder Insulinsorten dürfen ausgetauscht werden
   a) wenn man gleichviel Einheiten spritzt
   b) wenn der Apotheker sagt, daß das neue Insulin besser ist
   c) nur auf Anordnung und unter Überwachung des Arztes
   d) wenn sie den gleichen Firmennamen tragen und gleichviel Einheiten pro ml enthalten

3. Die Insulininjektionen plaziere ich
   a) jedesmal und jeden Tag an einem anderen Ort
   b) wenn ich Rechtshänder bin, auf dem rechten Oberschenkel
   c) immer an der gleichen Stelle
   d) immer in eine möglichst harte Hautstelle, weil es dort am wenigsten schmerzt

4. Wenn ich zittere, schwitze und mich schlecht fühle, habe ich wahrscheinlich
   a) zu viel Zucker im Blut
   b) zu viel warme Sachen angezogen
   c) zu wenig Zucker im Blut
   d) zu viel gegessen oder getrunken

5. Wenn ich zittere, schwitze, Herzklopfen und Hungergefühl habe
   a) trinke ich sofort ein Glas Tee mit Süßstoff
   b) fahre ich nach Hause, um meinen Zucker im Urin festzustellen
   c) fahre ich zum nächsten Arzt oder in die nächste Klinik, um den Blutzucker überprüfen zu lassen
   d) nehme ich sofort ca. 3 Stück Würfelzucker ein

6. Mit einer Unterzuckerung muß ich vor allem rechnen
   a) nach dem Morgenessen
   b) vor den Hauptmahlzeiten
   c) nach dem Znüni
   d) bei einem Ärger

7. Wenn ich eine Magendarmverstimmung habe, besteht die Gefahr
   a) daß eine Unterzuckerung auftritt
   b) daß der Blutzucker ansteigt
   c) daß die Insulininjektionen ungenügend wirken

8. Wenn ich nach einer anstrengenden Bergtour autofahren will
   a) darf ich nichts essen, damit es mir beim Fahren nicht schlecht wird
   b) muß ich mir vor der Abfahrt noch Insulin spritzen
   c) muß ich vor der Abfahrt noch etwas essen

9. Vor einem körperlich besonders anstrengenden Tag
   a) muß ich mehr Insulin spritzen
   b) muß ich die Insulindosis reduzieren
   c) darf ich kein Insulin spritzen

Tabelle 21. Fortsetzung

---

10. Während einer langen Autofahrt
    a) unterbreche ich die Fahrt bei der nächsten Autobahngaststätte, wenn ich Hunger habe
    b) muß ich Pausen mit Fitnesstraining einschalten
    c) brauche ich nichts zu essen, da ich mich ja körperlich nicht anstrenge
    d) muß ich stündlich zusätzliche Nahrung zu mir nehmen

11. Ich esse am besten
    a) 5-6mal täglich, um die Nahrungsaufnahme gleichmäßig über den Tag zu verteilen
    b) nur, wenn ich Hunger habe
    c) 2-3mal täglich, um nicht dick zu werden

12. Wenn ich unterwegs das Gefühl habe, daß mein Blutzucker zu tief absinkt, genieße ich aus meinem Proviantkorb
    a) eine große Gurke
    b) einige Diabetikerpralinées
    c) einen Sandwich
    d) ein Diabetiker-Bier

13. Ich muß
    a) alle 2-3 Wochen meinen Blutzucker kontrollieren lassen
    b) vor jeder Insulininjektion meinen Urin auf Zucker kontrollieren
    c) nur, wenn ich mich schlecht fühle, meinen Urin auf Zucker testen
    d) gelegentlich Stichproben auf Urinzucker und Aceton machen

14. Wenn ich Durst habe, trinke ich
    a) Coca Cola
    b) Bier, Wein oder Apfelwein
    c) Süßmost
    d) Tee oder natürliches Mineralwasser

Daneben kommt dem Charakter des Bewerbers eine entscheidende Bedeutung zu. Gerade beim Diabetiker sind Krankheitseinsicht und Verantwortungsgefühl sowie eine gewisse Intelligenz ausschlaggebend für die Bewertung der Tauglichkeit. Durch entsprechende Fragen kann der Arzt Rückschlüsse auf den Grad der Diabetes-Kenntnis gewinnen und evtl. Lücken durch entsprechende Instruktion schließen (Tabelle 21). Der Arzt muß den Kranken jedenfalls auf seine erhöhte Sorgfaltspflicht ausdrücklich aufmerksam machen. Es lohnt sich, ihm ein entsprechendes Merkblatt zu geben, wie das von verschiedenen Kliniken und Untersuchungsstellen gehandhabt wird. Ein Beispiel eines solchen Merkblatts findet sich in Tabelle 22.

Es wäre unrichtig zu versuchen, starre Richtlinien der Fahrtauglichkeit unter ausschließlicher Berücksichtigung des Schweregrades der Zuckerkrankheit aufzustellen. Selbst die Prognose hängt nämlich weniger von der Intensität des Leidens als vielmehr von der Qualität der Einstellung, vom Alter und von der Kooperation des Patienten ab. Jeder Fall ist deshalb individuell zu ent-

Tabelle 22. Merkblatt für insulinspritzende Autofahrer (evtl. vom Patienten unterschreiben lassen)

---

1. Spritzen Sie Ihr Insulin immer zur gleichen, vom Arzt festgelegten Tageszeit
2. Nehmen Sie die Mahlzeiten ebenfalls immer zu denselben Tageszeiten ein. Verzichten Sie nie auf eine Mahlzeit oder Zwischenmahlzeit. Befolgen Sie die Diätvorschrift genau und lassen Sie auch nie kohlenhydratliefernde Speisen wie Brot, Kartoffeln und Obst weg. Vermeiden Sie Alkohol vor und während des Fahrens
3. Nach einer Insulininjektion steigen Sie nie in Ihr Auto, bevor Sie die entsprechende Mahlzeit eingenommen haben
4. Vor jeder Fahrt vergewissern Sie sich, ob Sie bei sich haben:
    a) in Ihrer Tasche
        1) den Diabetikerausweis
        2) mindestens 6 Stück Zucker
        3) evtl. Kontrollheft mit Urinzucker-Resultaten
    b) im Auto (Handschuhfach)
        1) mindestens 6 Stück Zucker
        2) Nahrungsmittelreserve, z. B. Zwieback, Gebäck, Trockenfrüchte
5. Kontrollieren Sie Ihren Urinzucker regelmäßig, auf alle Fälle vor jeder Injektion, auf Zuckergehalt, bei schlechten Resultaten auch auf Aceton
6. Treten Sie nie eine Fahrt an, wenn Sie sich nicht 100% wohl fühlen. Begrenzen Sie die Fahrgeschwindigkeit aus eigenem Entschluß
7. Auf langen Autofahrten sollte alle 1-2 h eine kleine Zwischenmahlzeit eingeschaltet werden, die 10 g Kohlenhydrate liefert (z. B. 3 Stück Zwieback oder 1 Apfel oder 1 Orange)
8. Bei Anzeichen eines Unwohlseins halten Sie sofort an (auch im Halteverbot), nehmen Sie 3 Stück Zucker ein. Falls nach einer Minute noch keine Besserung erfolgt ist, ein weiteres Zuckerstück usw., bis jegliche Anzeichen einer Unterzuckerung verschwunden sind. Vorher dürfen Sie die Fahrt unter keinen Umständen fortsetzen
9. Benützen Sie jede Gelegenheit, um sich über die Zuckerkrankheit zu informieren: bei Ihrem Arzt, durch Informationsbücher für den Zuckerkranken, bei den Diabetesgesellschaften in Vorträgen, Kursen, Beratungen

Der nicht informierte Diabetiker gefährdet sich selbst und seine Umgebung

---

scheiden, wobei der Vorgeschichte besonderes Gewicht zukommt (Berufs- und Lebensbewährung, Fahrleumund, bisheriger Verlauf der Zuckerkrankheit). Sogar eine schwere Form von Diabetes bei einem Jugendlichen, welcher vom Arzt periodisch kontrolliert wird, sich selbst sorgfältig beobachtet, das Insulin regelmäßig spritzt und eine geregelte Lebensweise einhält, gefährdet den Verkehr weniger als eine leichtgradige Form bei einem unzuverlässigen, häufig in Wirtschaften verkehrenden, unstet lebenden Junggesellen. Bei der Erhebung der Vorgeschichte und bei der Untersuchung ist es für den Arzt von Vorteil, sich an ein gewisses Schema zu halten (Tabelle 23).

Tabelle 23. Untersuchungsschema für zuckerkranke Führerscheinbewerber

Besprechung mit dem Petenten:
Allgemeine Fragen s. S. 8
Spezielle Fragen zur Zuckerkrankheit: Art und Zeitpunkt des Beginns. Bisheriger Verlauf. Ärztliche Überwachung und Behandlung (Bericht des von der Schweigepflicht entbundenen Arztes beiziehen)
Insulin: Sorte, Menge, Verteilung/orales Antidiabetikum. Diät, Eß- und Trinkgewohnheiten
Komplikationen: Durst, Müdigkeit, Schwächezustände, komatöse Zustände (genaue Schilderung, Maßnahmen der Verhütung). Kreislauf- und Nervenstörungen (Schwindel, Kopfschmerzen, Beinkrämpfe, Kältegefühl, Parästhesien). Augenstörungen (wechselnde oder abnehmende Sehschärfe, Flimmern, eingeschränktes Nachtsehen). Infekte (Eiterungen, Harnblasenkrämpfe, Tuberkulose)

Erhebung der Befunde:
Allgemeines s. S. 9.
Besonderes: Körpergewicht, Behaarungstyp, Lebergröße, Leberenzyme
Augen: Hintergrundspiegelung, Dunkeladaptation
Herz und Kreislauf: EKG, Arterienpulse, Hautveränderungen an den Beinen
Nervensystem: Nervendruckpunkte, Oberflächen- und Tiefensensibilität. Nüchternblutzucker, evtl. Tagesblutzucker-Profil

Medizinische Ratschläge:
Überprüfung der Diabetesinstruktion mit evtl. Ergänzung. Hinweis auf Gefahr der Insuline, besonders der Depotinsuline, sowie auf die mögliche „Antabuswirkung" der oralen Antidiabetika
Forderung einer periodischen hausärztlichen Überwachung und Behandlung mit Befolgung der ärztlichen Vorschriften. Durchführung gelegentlicher amtsärztlicher Kontrollen
Hinweis auf geregelte Lebensweise: Häufige kleine Mahlzeiten, möglichst immer zur gleichen Zeit zuhause eingenommen und von einem Angehörigen zubereitet. Regelmäßige Arbeitszeit und Arbeitsweise. Vermeidung von übermäßigen körperlichen Anstrengungen. Keine Übernächtigungen. Vermeidung von Alkohol und Nikotin
Fahren nur bei Wohlbefinden. Vor einer Fahrt nie mehr Insulin als üblich spritzen oder weniger Kohlenhydrate als üblich zu sich nehmen. Unterlassung oder sofortiger Abbruch einer Fahrt bei Blödigkeitsgefühl, Übermüdung, Gesundheitsstörung (Eiterung, Infekt, Verdauungsstörung, bei Frauen während Schwangerschaft oder in der Laktationsperiode). Keine ununterbrochenen, längeren Fahrten ohne Zwischenmahlzeiten durchführen. Fahrten außerhalb des Tagesrhythmus, z. B. Nachtfahrten, möglichst vermeiden. Im Fahrzeug immer rasch resorbierbare Kohlenhydrate bereithalten. Keine ungeschützten Fahrzeuge benützen bei manifesten Durchblutungsstörungen. Fahrräder möglichst meiden

Bei einigermaßen zufriedenstellendem Untersuchungsergebnis läßt sich meist eine *Zulassung eines Zuckerkranken als Privatwagenlenker* verantworten. Allerdings wird der Arzt diese Befürwortung in der Regel mit gewissen Auflagen verbinden (Tabelle 23, drittes Alinea). Die Auflagenpraxis soll sinnvoll gehandhabt werden. Es ist darauf zu achten, daß der Bewerber ihre Notwendigkeit einsieht, damit er sie auch befolgt. Es ist bekannt, daß hauptsächlich jugendliche Diabetiker oft dauerverstimmt sind, da sie unter den zu vielen Verboten und Einschränkungen leiden. Sie betrachten sich in verschiedener Hinsicht als diskriminiert (Berufschancen eingeschränkt, Schwierigkeit der Aufnahme in Pensionskassen, teure Diät etc.). Sie sollen deshalb behutsam geleitet werden. Altersdiabetiker sind viel ausgeglichener, umgänglicher, oft aber auch unbekümmerter. So weiß man, daß beispielsweise nur jeder zweite Diabetiker sich genügend hausärztlich kontrollieren läßt, wobei gewisse Berufskategorien besonders unzuverlässig sind (Wirte, Weinhändler, Reisende oder Vertreter).

Die Experten sind sich darin einig, daß ein manifest *zuckerkranker Bewerber als Berufsfahrer abgewiesen* werden sollte. Die Lebensweise des Berufschauffeurs (häufiges, unregelmäßiges Essen; Wirtshauskost; wechselnd strenge körperliche Arbeit beim Lastwagenführer; andauernd wechselnde Arbeitszeit mit Nachtschichten beim Taxilenker; unruhige, gehetzte, spannungsgeladene Arbeitsweise beim Berufsfahrer) wirkt sich auf den Verlauf der Zuckerkrankheit und damit auch auf die Sicherheit im Verkehr ungünstig aus. In der Praxis zeigt sich bei Überprüfungen von kleineren zuckerkranken Berufslenker-Kollektiven, daß ihre Fahrpraxis erheblich belastet ist. Selbst leichtgradige Fälle von Diabetes sollten deshalb möglichst von den höheren Fahrkategorien ferngehalten werden. Es kommt hinzu, daß erfahrungsgemäß der Verlauf des Leidens progredient ist und sich die Frage der weiteren Tauglichkeit über kurz oder lang erneut stellen würde. Besitzt ein Kranker aber bereits einen höheren Ausweis und hat er sich jahrelang bewährt, so ist eine Weiterbelassung auf Zusehen hin verantwortbar, wobei er allerdings in engmaschiger ärztlicher Kontrolle verbleiben muß.

Die *Gefahr einer vorübergehenden Verschlimmerung* bei einer Zuckerkrankheit ist besonders groß bei Auftreten von Infektionen (Hauteiterungen, Harnweginfekte, Tuberkulose), bei endokriner Umstellung bzw. besonderer hormonaler Aktivität (Wachstumsperioden, Pubertät, Menstruation, Schwangerschaft, Klimakterium), bei übermäßiger Gewichtszunahme und bei gewissen exogenen Noxen (Genußmittel, vor allem Alkohol, Arzneimittel). Die Gewichtszunahme stellt gerade beim Chauffeur ein besonderes Problem dar, weil dieser durch die relativ unbewegliche Berufsart zur Korpulenz neigt. Der Kranke ist auf diese Gefährdungsmöglichkeit bei der Untersuchung besonders hinzuweisen. Der behandelnde Arzt hüte sich ferner, durch gleichzeitige Verabreichung mehrerer Medikamente verkehrsgefährdende ungünstige Interferenzen zu bewirken. Im einzelnen können sich folgende *Komplikationen einer Zuckerkrankheit* verkehrsgefährdend auswirken und müssen mit dem Kranken besprochen werden:

1. **Hypoglykämischer Schock.** Die Möglichkeit seines Auftretens ist hauptsächlich bei Behandlung mit Insulin, viel seltener bei Behandlung mit Sulfonyl-Harnstoffpräparaten gegeben. Daneben gibt es eine Reihe anderer Ursachen, die allerdings weniger ins Gewicht fallen (Tabelle 24).

Jeder insulinspritzende Diabetiker wird von Zeit zu Zeit leichtere Unterzuckerungen erleiden. Es ist wichtig, daß der Kranke diese nicht dissimuliert, sondern sie anerkennt und beobachtet. Damit kann eine Verkehrsgefährdung weitgehend vermieden werden. Tatsächlich dürfte nur etwa jeder 1000. Verkehrsunfall auf eine Unterzuckerung zurückzuführen sein. Bei den Betroffenen handelt es sich meist um unerfahrene, unzuverlässige Personen oder um Jugendliche mit einem labilen Stoffwechsel. Während ein Schaden beim Autofahren eher selten ist, führen solche Zwischenfälle beim Lenken eines Zweirades in der Regel zum Sturz mit Selbstverletzung. Der Nachweis einer Hypoglykämie als Unfallursache ist schwierig, weil bei einem solchen Ereignis der Blutzucker infolge Adrenalinausschüttung rasch wieder ansteigt. Der Patient wechselt höchstens von einer Apathie über in eine Aggressivität. Eine Handlungsunfähigkeit dürfte vorliegen bei Blutzuckerwerten um 40–60 mg/100 ml oder weniger.

Je nach der Art des verabreichten Insulins (die absolute Menge desselben spielt eine untergeordnete Rolle) und der individuell verschiedenen Empfindlichkeit wechselt das Bild des hypoglykämischen Schocks. Bei der gleichen Person und bei unveränderter Sorte und Zuführung des Insulins ist die Symptomatologie hingegen mehr oder weniger gleichartig (Hauptsymptome s. Tabelle 25). Deshalb ist die Kenntnis der Störungen für den Kranken so wichtig. Die Reaktion kann zwischen 3 und 24 h nach der letzten Injektion auftreten,

Tabelle 24. Ursachen der Hypoglykämie

Physiologisch:	Starke muskuläre Beanspruchung (Sport, Beruf). Schwangerschaft und Laktation, evtl. Menstruation. Hunger oder Kohlenhydraterernährung. Rekonvaleszenz/Schlaf
Funktionell:	Auf vegetativ-labiler Basis
Symptomatisch: Primär	Krankheiten der Inselzellen oder der übergeordneten endokrinen Organe
Sekundär	Verschiedene Krankheiten von Leber, Magen, Pankreas, des Stoffwechsels etc. Infektionen, zentrale Hirnläsionen, Intoxikationen
Artifiziell:	Durch Insuline oder Sulfonyl-Harnstoffe (als Hauptwirkung) sowie durch weitere Medikamente (als Nebenwirkung)

Tabelle 25. Hauptsymptome eines hypoglykämischen Schocks

Vegetativ:	Schwitzen, Herzklopfen, rascher Puls, Angst, Hunger, Schwäche, Blässe, Zittern
Neuropsychiatrisch:	Kopfschmerz, Teilnahmslosigkeit, Müdigkeit, Konzentrationsschwäche, Verwirrtheit, rauschartiger Zustand mit Halluzinationen, Stimmungslabilität, Reizbarkeit, Aggressivität mit Neigung zu Affekthandlungen, Grimassieren, Zwangslachen und -weinen, Sehstörungen, Parästhesien, Unruhe, Krämpfe, Koma

wobei häufig gewisse Vorzeichen dem eigentlichen Schock vorausgehen. Der letztere kann sich aber auch schlagartig durch Desorientiertheit bzw. völlige Bewußtlosigkeit äußern. Gefürchtet sind besonders die Reaktionen der Depot-Insuline, welche spät auftreten, oft in atypischer Form beginnen und therapeutisch schwierig anzugehen sind. Sie senken den Blutzuckerspiegel nur langsam und bewirken deshalb vorzugsweise zerebrale Formen von Zuckermangel, welche den Kranken innerhalb weniger Sekunden handlungsunfähig zu machen vermögen. Kurzwirkende Insuline neigen dagegen eher zu Hypoglykämien mit vegetativen Störungen und sind deshalb im Straßenverkehr weniger bedeutsam. Die Gefahr des Auftretens einer Hypoglykämie besteht u.a. bei Insulin-Überdosierung oder Resorptionsveränderung, bei Nahrungsmittelabstinenz bzw. falscher Ernährung (Wirtshauskost beim Chauffeur), bei überstürztem, hastigem oder unregelmäßigem Essen (Taxilenker), bei Verdauungsstörungen, bei strenger körperlicher Arbeit (Auf- und Abladen eines Lastwagens). Ein präkomatöser Kranker zeigt oft Störungen, welche denjenigen ähnlich sind, die bei einer erheblichen Alkoholisierung beobachtet werden. Nicht selten wird deshalb ein solcher Lenker von der Polizei als Betrunkener verkannt. Die Unterbrechung einer Fahrt ist in diesem Stadium oft nicht mehr möglich wegen der rasch eintretenden Entschlußunfähigkeit und Ratlosigkeit. Wie weit ein zuckerkranker Lenker für eine solche Situation zur Verantwortung gezogen werden kann, ist umstritten. Zwar wird man an sein Verantwortungsbewußtsein appellieren, aber selbst bei subtilster Einstellung und Überwachung läßt sich trotz gewissenhaftester Mitarbeit des Patienten gelegentlich eine überraschende hypoglykämische Reaktion nicht ausschließen. Dabei vermag der Kranke gelegentlich selbst im Auto mitgeführte Kohlenhydrate nicht mehr rechtzeitig einzunehmen.

Seit der Einführung der Sulfonyl-Harnstoffe sind ebenfalls immer wieder vereinzelte Hypoglykämien beschrieben worden. Sie zeigen oft einen schleichenden Beginn mit zerebralen Störungen. Durch eine Reihe von zusätzlich verordneten Medikamenten kann die blutzuckersenkende Wirkung der Sul-

Tabelle 26. Medikamente, welche die Blutzucker-senkende Wirkung der Sulfonyl-Harnstoffe verstärken

---

Antazolinphosphat, Beta-Rezeptorenblocker, Chloramphenicol, Kortikoidderivate, Diazoxid, Dicumarine, Diphenylhydantoin, Halophenat, Hydrazinpräparate, MAO-Hemmer, Natriumbicarbonat, Östrogene, Phentolamin, Phenylbutazon, Probenecid, Pyribenzamin, Salidiuretika, Salizylate, Sulfonamide, Sulfophanazol, Tuberkulostatika

---

fonyl-Harnstoffe verstärkt werden, z.B. durch direkte Beeinflussung des Kohlenhydrat-Stoffwechsels (Zusammenstellung in Tabelle 26).

Schließlich vermindern diese oralen Antidiabetika die Alkoholtoleranz und bewirken in Kombination mit Alkohol u.U. ebenfalls eine Hypoglykämie. Letztere ist bei reinem Alkoholgenuß durch einen Diabetiker selten und tritt praktisch nur bei Alkoholkranken im fortgeschrittenen Stadium ein. Die Auflage der Fahrabstinenz kann deshalb je nach Umständen notwendig werden; bei ihrer Handhabung ist Zurückhaltung zu üben, um zu vermeiden, daß sich der Patient unnötigerweise diskriminiert fühlt.

2. Coma diabeticum. Dieses ist bei einem Fahrzeuglenker selten und entwickelt sich im Gegensatz zum hypoglykämischen Schock langsamer. Es tritt vor allem in Verbindung mit einem Infekt auf (Zystitis, Bronchitis). Es besitzt somit geringe verkehrsmedizinische Bedeutung.

3. Störungen durch Alkoholgenuß. Ein Leitsymptom des nicht ganz gut eingestellten Diabetikers ist der Durst. Dabei werden nicht selten größere Flüssigkeitsmengen getrunken. Handelt es sich um alkoholhaltige Getränke, so muß außer der spezifischen Alkoholwirkung mit den nachfolgenden weiteren Komplikationen gerechnet werden.

a) *Interferenzen mit Medikamenten:* Die blutzuckersenkende Wirkung der Sulfonyl-Harnstoffe wird durch Alkohol verstärkt. Umgekehrt vermag diese Medikamentengruppe die Alkoholtoleranz herabzusetzen und abnorme Alkoholreaktionen auszulösen, weil sie in den Metabolismus eingreift und den Abbau des Acetaldehyds zum Azeton hemmt (antabusartige Wirkung).
b) Wegen des hohen Kohlenhydratgehalts der alkoholischen Getränke, vor allem des Biers, wird der Stoffwechsel des Diabetikers belastet.

Beide Gründe sind stichhaltig genug, um bei Verdacht auf übermäßigen Alkoholgenuß einem Diabetiker die Auflage der Abstinenz zu geben.

4. Refraktionsstörungen. Diese treten infolge osmotischer Veränderungen bei stärkeren Blutzuckerschwankungen im Bereich der Hornhaut und/oder der Linse auf und werden bei Beginn einer Zuckerkrankheit und im Anfang ihrer

Behandlung sowie beim labilen bzw. schlecht eingestellten Diabetiker beobachtet. Jede akute Refraktionsstörung, insbesondere jede rasch auftretende Kurzsichtigkeit, ist auf Zuckerkrankheit verdächtig. Beim Fahrzeuglenker besitzen solche Sehstörungen große Bedeutung.

5. Diabetische Spätkomplikationen. Verkehrsrelevant sind vor allem hochgradige Beeinträchtigungen im Bereich der Augen, des Gehirns, des Herzens oder der Gliedmaßen. Es handelt sich dabei vorwiegend um arteriosklerotische, evtl. aber auch um neuropathische Störungen. Ihre Rückwirkungen auf die Fahrtauglichkeit werden bei den einzelnen Organsystemen besprochen. Der Begutachter hat vor allem auch auf die Kumulation mehrerer Störungen mit ihren gegenseitigen Abhängigkeiten und Möglichkeiten der Summation zu achten. So weiß man, daß Koronarstörungen bei Zuckerkranken zwei- bis viermal häufiger sind als bei Nichtdiabetikern und auch eine eindeutig schlechtere Prognose besitzen, besonders bei gleichzeitig bestehender Hypertonie oder Nierenschädigung. Die Durchblutungsstörungen in den Beinen wirken sich vor allem beim witterungsungeschützten Zweiradlenker ungünstig aus; sie können aber auch die sichere Bedienung der Fußpedale in einem Auto beeinträchtigen. Gliedamputierten bedeutet das Fahrzeug zwar eine enorme Erleichterung; trotzdem ist bei gleichzeitiger Zuckerkrankheit die Tauglichkeit sorgfältig abzuwägen. Eine Neuropathie kann in der Form einer Neuritis in stark beanspruchten Körperregionen auftreten und damit die Tauglichkeit in Frage stellen (Lenkrad-Neuritis beim Lastwagenfahrer). Schließlich leiden etwa 30% aller Zuckerkranken an Sehstörungen, wobei periphere Netzhautschädigungen zur Einengung des Gesichtsfelds sowie zur Beschränkung des Nachtsehens führen. Das Auftreten von Glaukom, Amotio oder Blutungen ist gehäuft. Solche Veränderungen sind nur durch sorgfältige, an beiden Augen getrennt durchzuführende Untersuchungen inkl. Fundusspiegelung und Gesichtsfeldkontrolle zu erfassen bzw. auszuschließen.

Die Bewußtseinsstörung am Steuer

Nur das ständige, wache Bewußtsein ermöglicht eine ungestörte Aufnahme von Sinneseindrücken mit zentraler Verarbeitung und entsprechenden Reaktionen. Das klare Bewußtsein bildet also die Voraussetzung für die volle Erfassung der realen Umwelt und des „Ich". Bei jeder Bewußtseinsstörung wird die Wahrnehmung außer- und innerseelischer Vorgänge beeinträchtigt. Im wesentlichen können die Störungen quantitative oder qualitative Veränderungen des Bewußtseins betreffen. Erstere findet man bei der Benommenheit, der Somnolenz, dem Sopor oder dem Koma; letztere bei der Verwirrtheit, dem Delirium oder bei den Dämmerzuständen. Auch akute Psychosen mit Depersonalisierung, Illusionen, Halluzinationen oder Wahnideen fallen darunter. Eine Bewußtseinsstörung wird von einem behandelnden Arzt ganz anders eingeschätzt als vom Verkehrsmediziner. Ersterer untersucht sie hauptsächlich im Hinblick auf ihre Ursache und beurteilt sie entsprechend dem Grundleiden und der Prognose. Für den letzteren spielt ihre Rückwirkung auf das Verhalten am Steuer die ausschlaggebende Rolle. So wird beispielsweise der Hausarzt bei seiner Patientin gelegentlichen Schwächeanfällen während der Menstruation keine besondere Bedeutung beimessen, während ein solches Leiden verkehrsmedizinisch die Fahrtauglichkeit bereits in Frage zu stellen vermag. Umgekehrt wird ein Herzkranker selbst bei über längere Zeit betrachtet ernsthafter Prognose seines Leidens nur selten ganz aus dem Verkehr ausgeschaltet werden müssen, weil man weiß, daß ein Zwischenfall am Steuer die Ausnahme darstellt (s. S. 83). Bei der Beurteilung von Bewußtseinsstörungen hat der Verkehrsmediziner hauptsächlich auf folgende Punkte zu achten:

- Liegt tatsächlich ein Leiden vor, das plötzliche Synkopen zu verursachen vermag, oder handelt es sich evtl. lediglich um eine Schutzbehauptung?
- Besteht die Möglichkeit einer Behandlung, die zukünftig weitere Synkopen zu vermeiden vermag? Wie hoch ist die Rezidivgefahr?
- Wie treten die Synkopen auf? Sind Vorzeichen zu erwarten, welche den Kranken warnen? Wird die Handlungsfähigkeit sofort oder erst innerhalb von Sekunden aufgehoben? Führt die Störung zu einer Schwäche, einer Verwirrtheit, zu Krämpfen oder zu anderen Beeinträchtigungen [125]?
- Handelt es sich um einen einsichtigen und zuverlässigen Lenker? Ist eine ärztliche Kontrolle und Behandlung gewährleistet?

In Tabelle 27 sind die wichtigsten Krankheiten zusammengestellt, welche eine plötzliche Bewußtseinsstörung hervorzurufen vermögen. Ihre verkehrsmedizinische Beurteilung findet sich in den einzelnen Krankheitskapiteln; ei-

Tabelle 27. Die wichtigsten Krankheiten, welche zu synkopalen Bewußtseinsstörungen am Steuer führen können

Internmedizinisch	
Respiratorisch:	Lungenemphysem, besonders in Verbindung mit Hustenanfällen, Asthma, Pickwick-Syndrom, Hyperventilation
Kardiovaskulär:	Rhythmusstörung, Koronarinsuffizienz, Aortenstenose, Blutdruckanomalie, Carotissinussyndrom, Subklaviastealsyndrom
Innersekretorisch:	Zuckerstoffwechselstörung, Schilddrüsenleiden, Menarche, Menses, Schwangerschaft, Klimakterium
Digestiv:	Schwere Gastroenteritis, Ulkusblutung, Dumpingsyndrom
Neurologisch:	Epilepsie, Narkolepsie, vaskulär-zerebrale Störungen (Apoplexie, transient ischaemic attack, Aneurysma, Migräne), zervikozephales Syndrom, neurovegetative Störungen, Hirnödem (traumatisch, toxisch, durch Strahlen)
Otologisch:	Krankheiten des Vestibulärapparates, insbesondere Menière-Anfall und Kinetose
Psychiatrisch:	Psychose, psychogener Dämmerzustand, akute exogene Reaktion
Toxikologisch:	Arzneimittel, Genußmittel, Drogen, Gifte (z. B. Kohlenmonoxyd)
Übermüdung, Erschöpfung	
Unklare Ursache	

nige spezielle Leiden werden nachfolgend noch kurz besprochen. Im Vordergrund stehen in den europäischen Ländern (in der Reihenfolge ihrer Häufigkeit genannt) die neurovegetativen Störungen, die unklaren Ursachen sowie die Ohnmachten im Zusammenhang mit einem zentralnervösen Leiden, vor allem aus dem epileptischen Formenkreis. Dabei sind Schutzbehauptungen nicht so selten, um einer Bestrafung wegen sonstiger Nichtbeherrschung des Fahrzeuges zu entgehen. In den Entwicklungsländern, z.B. in Afrika, wird als häufigste Ursache eine Hypoglykämie bei chronischer Unterernährung oder bei akutem Hungerzustand angegeben [98].

Wenn eine Bewußtseinsstörung am Steuer geltend gemacht wird, oder wenn der Arzt aufgrund der Vorgeschichte eine solche vermutet, empfehlen sich neben der üblichen Allgemeinuntersuchung fallweise folgende zusätzliche Erhebungen:

- Auskünfte am Wohnort (Angehörige, Nachbarn) und am Arbeitsplatz betreffend Schwächeanfälle sowie bezüglich Konsum von Medikamenten und/oder von Genußmitteln (Alkohol, Drogen);
- Elektrokardiogramm, evtl. mit Belastung, sowie Kreislauf-Funktionstest nach Schellong;
- Glukosebelastung mit verlängerter Blutzuckerkontrolle;
- Elektroenzephalogramm, evtl. kombiniert mit neurologischer, psychiatrischer oder testpsychologischer Exploration, vereinzelt kann sogar ein Computertomogramm notwendig werden;
- besondere Beachtung von vegetativen Stigmata: Zungenzittern, Handschweiß, respiratorische Arrhythmie, Dermographismus, Lidflattern etc.;
- weitere gerichtete Spezialuntersuchungen entsprechend der in Verdacht stehenden Krankheit.

Häufig führen selbst eingehende Explorationen zu keinem Ergebnis, oder es lassen sich nur wenige signifikante, abnorme Veränderungen feststellen. Gelegentlich finden sich jedoch konkrete Hinweise auf ein bestimmtes Leiden. Hier setzt die entsprechende spezifische Behandlung ein, und die verkehrsmedizinische Beurteilung richtet sich nach dem Therapieerfolg und der Prognose aus. Zweckmäßigerweise verfährt der Experte nach dem Schema in Abb. 9.

Eine Wiederzulassung nach vermuteter oder nachgewiesener Bewußtseinsstörung am Steuer wird i.allg. nur beschränkt befürwortet unter Vor-

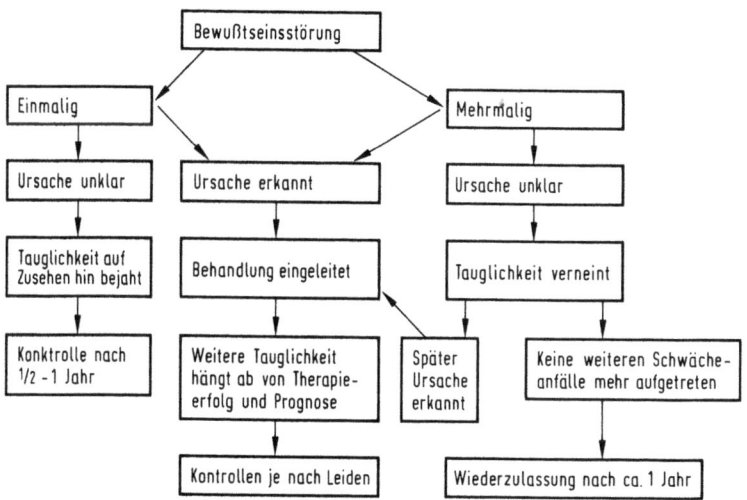

Abb. 9. Vorgehen bei Verdacht oder Nachweis von Bewußtseinsstörungen

schlag gewisser, dem Leiden angepaßter Auflagen. Auch empfiehlt sich häufig eine periodische verkehrsmedizinische Kontrolle während mehreren Jahren. Im folgenden sei noch auf einige spezielle Schwächezustände hingewiesen, die in den einzelnen Kapiteln nicht Erwähnung finden:

1. Neurovegetative Labilität. Diese Patienten zeigen häufig vegetative Stigmata (s. oben). Bezeichnend für die Bewußtseinsstörungen ist ferner die Situation: Meist tritt die Schwäche nach einer außergewöhnlichen psychischen oder physischen Belastung auf, z.B. nach einer Prüfung, nach einer größeren Bergtour, ferner bei einer Fahrt in großer Hitze, bei Föhn oder nach einem Bad, nach Einnahme von Medikamenten oder Genußmitteln, während leichterer Gesundheitsstörungen, bei Übermüdung oder in der Rekonvaleszenz, während der Menstruation oder während einer Schwangerschaft usw. Dementsprechend sollen solche Patienten Fahrten nach körperlichen und psychischen Spannungszuständen vermeiden sowie auf Wetter und Wohlbefinden besonders acht geben. Fahrten unter Alkoholeinfluß oder nach Einnahme von Arzneimitteln (außer ärztlich speziell verordneten) sind zu unterlassen.

2. Störungen in den Atemwegen mit Hustenanfällen. Solche werden vor allem beobachtet bei Asthmatikern (Allergien), bei chronischer Bronchitis (Kettenraucher) sowie bei verschiedenen obstruierenden Leiden des Atemtrakts (Tumoren, Entzündungen). Heftige Husten- oder Nießanfälle können zu kurzdauernden Ohnmachten führen oder mindestens durch Beeinträchtigung der Bewußtseinslage die Handlungsfähigkeit vorübergehend aufheben. Gelegentlich treten sogar Verkrampfungen der gesamten Körpermuskulatur auf, welche kurzzeitig die Beherrschung des Fahrzeuges unmöglich machen [157]. Solange sie therapeutisch nicht beseitigt werden können und die Gefahr eines erneuten Auftretens vorhanden ist, muß die Fahrtauglichkeit verneint werden.

3. Zervikozephales Syndrom. Dieses kommt zustande durch ungenügende Blutzufuhr über die beiden Vertebralarterien, sei es bei einem Gefäßleiden (Sklerose, Thrombose, evtl. Entzündung), sei es bei Abknickung infolge Veränderungen im Bereich der Halswirbelsäule (Mißbildung, Spondylose, Spondylarthrose etc.). Häufig treten dabei Schwindel, Gleichgewichtsstörungen oder Beeinträchtigungen von Seh- und Hörvermögen auf. Die Schmerzhaftigkeit im Bereich der Halswirbelsäule führt ferner zu einem Muskelhartspann mit Schonhaltung und Fixation des Kopfes. Dadurch wird die Erfassung des lateralen Verkehrsgeschehens beeinträchtigt. Der Nachweis eines solchen Leidens kann recht schwierig sein und erfordert Spezialröntgenbilder, u.U. mit gezielten Funktionsprüfungen. Je nach Ausmaß der Veränderungen und der klinischen Störungen ist die weitere Fahrtauglichkeit zu beurteilen.

4. Migräne. Diese stellt eine spezielle zerebrovaskuläre Störung dar und führt bei ausgesprochener Symptomatologie zweifellos zur vorübergehenden Fahruntauglichkeit. Gelegentlich werden sogar Episoden von Verwirrung bis zur Bewußtlosigkeit beobachtet [160]. Da jedoch eine Migräne in der Regel nicht ganz plötzlich auftritt, sondern sich durch entsprechende, dem Patienten bekannte Prodromalsymptome äußert, kann bei einem verständigen Kranken die Weiterbelassung des Ausweises befürwortet werden unter der Voraussetzung, daß er ab Beginn einer Migräne sofort auf weiteres Fahren verzichtet bzw. eine Fahrt abbricht. Die Kenntnis der bisherigen Fahrpraxis wird für die Beurteilung durch den Experten ausschlaggebend sein.

5. Verdauungsstörung. Diese wird nicht so selten als Schutzbehauptung geltend gemacht. In Wirklichkeit muß eine beträchtliche Störung vorliegen, bis sie zu einer eigentlichen Beeinträchtigung des Bewußtseins bzw. der Handlungsfähigkeit Anlaß gibt. Nur wenn ein schwerer Durchfall, ein wiederholtes Erbrechen oder eine erhebliche Darmblutung ärztlicherseits bestätigt wird, kann man sie als Ursache für eine Schwäche am Steuer gelten lassen. Bei einem Dumping-Syndrom ist die weitere Fahrtauglichkeit nur unter einschränkenden Auflagen zu verantworten (strikte Diät, häufige kleine Mahlzeiten, Fahrverzicht nach größeren Mahlzeiten etc.).

Alkohol und Fahrtauglichkeit

In den meisten Ländern ist gesetzlich festgehalten, daß
1. ein Angetrunkener kein Fahrzeug lenken darf,
2. einem Alkoholkranken kein Ausweis erteilt werden darf bzw. ein solcher entzogen werden muß.

Diese Bestimmungen wurden seinerseits geschaffen, nachdem man die verhängnisvolle Bedeutung des Alkohols im Straßenverkehr erkannt hatte. Wir wissen heute, daß zwischen 30-50% aller tödlichen Verkehrsunfälle durch Alkoholgenuß verursacht oder mitverursacht werden [114], während es bei den Unfällen mit Verletzungen etwa 30% sein dürften. Der Alkoholunfall ist ein besonders schwerwiegender Unfalltyp [39]; jeder dritte an einem Unfall beteiligte Mann mit einer Schädel-Hirn-Verletzung war alkoholisiert [128]. Diesen Fakten steht gegenüber, daß im Gesamtdurchschnitt aller Lenker nur wenige unter Alkoholeinfluß stehen. Ihr Anteil variiert je nach Tageszeit und Örtlichkeit allerdings erheblich; so können in typischen Weingegenden nachts und frühmorgens bis zu 50% alkoholisiert angetroffen werden [11]. Dabei handelt es sich meistens um Lenker von Fahrzeugen zu privatem Gebrauch, da für Berufsfahrer während ihrer Arbeitszeit in der Regel ein Alkoholverbot besteht, das vom Arbeitgeber durchgesetzt werden kann. Dies gilt besonders auch für Piloten und Lokomotivführer. Aus wirtschaftlichen und politischen Gründen ist es hingegen sehr schwierig, auch ein vollständiges Alkoholverbot für Privatfahrzeuglenker gesetzlich zu verankern. Einzelne Länder haben dies allerdings mit wechselndem Erfolg versucht (Skandinavien, Osteuropa). Die meisten Länder begnügen sich mit einer Toleranzgrenze, welche zwischen etwa 0,5-1,2 Gewichtspromillen liegt [11, 50].

Eine einfache Faustregel gibt an, daß bei einem nüchternen, etwa 70 kg schweren Mann der Genuß von einem Becher Bier (3 dl) oder einem Glas Wein (1-1½ dl) oder einem Glas Branntwein (ca. ¼ dl) zu einer Erhöhung des Blutalkoholspiegels um etwa 0,2 Gewichtspromille führt. 4 Gläser, auf einmal auf nüchternen Magen getrunken, würden somit ca. 0,8 Gewichtspromille bewirken. Bei Männern mit geringerem Körpergewicht und bei Frauen liegen die Ergebnisse etwas höher.

Während der Alkohol in kleinen Mengen als anregend empfunden wird, da er auflockert und gesprächig macht (Stadium der Angetrunkenheit), treten nach reichlicherem Genuß deutliche Ausfallserscheinungen auf, die auch für den Laien erkennbar sind, nämlich eine allgemeine Verlangsamung, eine Sprech- und Gangunsicherheit sowie Koordinationsstörungen (Stadium der Betrunkenheit). In Wirklichkeit handelt es sich bei der sog. Anregungsphase

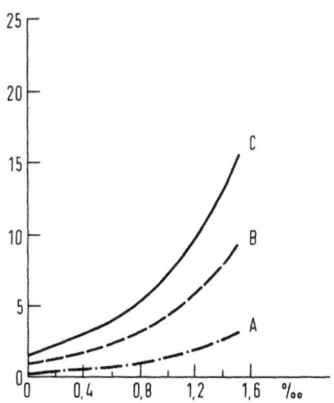

Abb. 10. Unterschiedlich ansteigende „Gefährlichkeit" alkoholisierter Fahrzeuglenker. Aus [11]. A = Gefährlichkeit in bezug auf Unfälle mit Sachschaden (BRD 1958), B = Gefährlichkeit in bezug auf Unfälle mit Verletzten (Holcomb 1938), C = Gefährlichkeit in bezug auf Unfälle mit Getöteten (BRD 1958)

aber bereits um erste Beeinträchtigungserscheinungen im Niveau der empfindlichsten Hirngewebe, nämlich der Hemmungszentren. Die Vorgänge sind ähnlich wie im Exzitationsstadium der Narkose, wenn auch nicht so extrem. Durch die auftretenden Symptome kann bereits ein leichtgradig Alkoholisierter als Lenker im Verkehr gefährlich werden, da die Enthemmung ihn zum Eingehen von Wagnissen und Risiken verleitet. Es besteht eine statistisch relevante Beziehung zwischen der Höhe des Blutalkoholspiegels und der Anzahl von Unfällen [11, 114]. Dies kommt in Abb. 10 klar zum Ausdruck.

Beim Alkoholunfall handelt es sich häufig um einen speziellen Typ, z.B. den Alleinunfall durch Verpassen einer Kurve, durch Schleudern bei überhöhter Geschwindigkeit oder – vor allem bei höhergradig Alkoholisierten – durch Anfahren eines festen Objektes. Da der Alkohol überwiegend abends getrunken wird, tragen sich die meisten Alkoholunfälle nachts zu, wobei die Stunden um und nach Mitternacht besonders belastet sind. Nicht selten trägt dabei eine gleichzeitig bestehende Übermüdung zum Versagen bei. Besonders gefährdet sind die Motorradlenker, da sie verglichen mit dem Autofahrer eine 15mal empfindlichere Lenkung, ein doppelt so großes Beschleunigungsvermögen und eine nur halb so große Bremsverzögerung aufweisen [1].

Zahlreiche experimentelle Überprüfungen von bestimmten Einzelleistungen und viele Untersuchungen am Fahrsimulator oder direkt am Steuer zeigen, daß bereits ab einer Blutalkoholkonzentration von 0,3–0,5 Gewichtspromillen deutliche Leistungseinbußen beobachtet werden, die sich durch Herabsetzung der Reaktionsbereitschaft, Beeinträchtigung der psychomotorischen Koordinationsfähigkeit, Einschränkung von Adaptationsprozessen und automatisierten, eher stereotyp bis unbewußt ablaufenden Vorgängen sowie durch Einengung des Gesichtsfeldes (Tunnelphänomen [59, 94]) manifestieren [56]. Deshalb wird von medizinischer und psychologischer Seite stets auf eine Festsetzung des maximal zulässigen Blutalkoholspiegels auf 0,5 Gewichtspromille hingewiesen [49]. Gegen diese Grenze sind zahlreiche Stimmen laut geworden, u.a. auch von seiten der Polizei. So wird bezweifelt, daß eine Erfassung derartig leichtgradig Alkoholisierter mit einfachen Kontrollmitteln überhaupt möglich sei. Da aber erfahrungsgemäß auch bei höheren Promille-Grenzwerten schätzungsweise nur 1-2% aller alkoholisierten Lenker gestellt und bestraft werden [50], würde die Senkung des Grenzwertes kaum zusätzliche Schwierigkeiten bringen. Hingegen könnten dadurch eine Reihe von Lenkern vor Antritt ihrer Fahrt gänzlich oder nahezu vollständig vom Alkoholgenuß abgehalten werden, weil erfahrungsgemäß vielfach im Blick auf die Zulässigkeitsgrenze hin getrunken wird.

Wenn über längere Zeit Alkohol konsumiert wird, kommt es zu körperlichen und psychischen Veränderungen, welche die Fahrtüchtigkeit eines routinierten Lenkers auf die Stufe eines Anfängers herabzusenken vermögen [145]. Derartige Alkoholkranke machen in der Durchschnittsbevölkerung 2-5% aus. Beim Zustandekommen dieses Leidens spielen offenbar nicht nur soziale, sondern auch genetische Faktoren mit [116, 154]. Die Unfallanfälligkeit ist gegenüber dem Durchschnittslenker um 50% erhöht. Deshalb erscheint es wesentlich, solche Kranke rechtzeitig zu erkennen und durch geeignete Maßnahmen vom weiteren Trinken abzuhalten oder aus dem Verkehr auszuschalten.

Bezüglich der *Diagnose einer Alkoholkrankheit* sind verschiedene Definitionen versucht worden, die alle nicht vollständig befriedigen. Als wichtigste Kriterien gelten der Zwang zum weiteren Trinken trotz Auftreten von körperlichen und psychischen Schädigungen, der zunehmende Verlust der Kontrolle sowie der soziale und berufliche Niedergang. Zwischen dem kontrollierten Trinken und der eigentlichen Alkoholabhängigkeit ist ein breites Übergangsstadium zu beobachten, welches durch häufigen Alkoholmißbrauch charakterisiert ist [26].

In Hinblick auf die Behandlung und Prognose werden häufig verschiedene Typen unterschieden [3, 84, 108]. Als Beispiel seien die α-, β-, γ- und δ-Typen in Tabelle 28 angeführt.

Neben diesen häufigen Alkoholtypen wird zudem der ε-Trinker erwähnt, welcher in unregelmäßigen Abständen krankhaft und heftig trinkt (z.B. Dipsomanie). Hierbei handelt es sich um eine seltene Sonderform. Aus Tabelle 28 ist ersichtlich, daß ein Alkoholgefährdeter mehrere Jahre benötigt, bis er zu einem eigentlich Alkoholkranken wird. Die Früherfassung ist außerordentlich schwierig. Die typischen Veränderungen treten erst spät in Erscheinung. Tabelle 29 gibt eine Auswahl entsprechender Hinweise. Die Toleranzphase währt lange. Oft ist es für den Arzt nicht möglich, den Beginn der eigentlichen

Tabelle 28. Alkohol-Typen. Nach [63a]

Problemtrinker (seltener)	Gesellschaftstrinker (häufiger)	
α-*Trinker* Trinken bei Konflikten zur Erleichterung und Betäubung; kein Kontrollverlust und keine Abstinenzunfähigkeit. Lediglich psychische Abhängigkeit	β-*Trinker* Berufliche oder soziale Trinker, ohne Kontrollverlust und ohne Abstinenzunfähigkeit. Lediglich soziale Abhängigkeit	Alkoholgefährdete
(innerhalb von ca. 3 Jahren) ↓	(innerhalb von ca. 10 Jahren) ↓	
γ-*Trinker* Dies sind chronische Alkoholiker mit Neigung zu Progredienz und Dosissteigerung (Toleranzsteigerung). Es besteht Kontrollverlust und Abstinenzsyndrom bei Entzug. Somit liegt eine psychische und körperliche Abhängigkeit vor (Zwangstrinker)	δ-*Trinker* Diese Kranken benötigen ständig einen Alkoholspiegel, ohne eigentliche Räusche, aber mit Abstinenzunfähigkeit. Es liegt noch kein Kontrollverlust vor. Somit handelt es sich vorwiegend um eine körperliche Abhängigkeit	Alkoholkranke

Tabelle 29. Auswahl typischer Hinweise auf Alkoholkrankheit. Zusammengestellt nach [26, 112]

Zwangshaftes Denken an Alkohol. Räusche mit Erinnerungslücken. Alkoholgeruch bei ärztlicher Untersuchung

Morgendliches Trinken. Heimliches und gieriges Trinken (Gläserkippen). Trinken unter Vorwänden. Regelmäßiger Konsum von mehr als 80 g reinen Alkohols täglich mit zunehmendem Kontrollverlust

Verdrängen, Leugnen und Verharmlosen: Großsprecherisches Benehmen, wechselnd mit Zerknirschung, Depression und Schuldgefühlen. Bagatellisierungstendenz. Ablehnung von Gesprächen über Alkoholprobleme. Fadenscheinige, nicht erfüllte Versprechen

Verluste der Interessen. Vernachlässigung von Familie, Freunden und Arbeit. Verminderung der Arbeitsleistung mit sozialem Niedergang und Verwahrlosung

Körperlicher Zerfall: Appetitlosigkeit, Erlöschen des Sexualtriebs, morgendliches Erbrechen, Zittern, Nervenschmerzen und Parästhesien, Leberstörungen

Psychische Störungen: Wesensveränderung mit Verflachung, Reizbarkeit und affektiver Labilität, psychotische Symptome mit Angstzuständen, Halluzinationen und Wahnvorstellungen (Eifersuchtswahn), Demenz

Alkoholkrankheit zu erkennen, vor allem solange die Fassade erhalten bleibt. Wenn der Kranke simuliert und seine Umgebung ihn schützt, begegnet der Untersucher u.U. unüberwindlichen Schwierigkeiten. Je nach Art der Berufstätigkeit und der Stellung am Arbeitsplatz kann ein solcher Patient lange „integriert" bleiben. Jedermann kennt zwar seine Alkoholprobleme; niemand spricht aber davon [82]. Man halte sich vor Augen, daß die *Diagnose der Alkoholkrankheit* nur durch Verwendung der Vorgeschichte, der eigenen Untersuchung und aufgrund empfindlicher Testreaktionen gestellt werden kann.

Vorgeschichte

In der Regel genügt es nicht, die Diagnose lediglich auf Angaben der Exploranden bzw. auf Mitteilungen aus seiner Umgebung zu stützen. Dennoch sollen diese Auskünfte nicht vernachlässigt werden. Sie sind in der Frühphase deshalb so wichtig, weil körperliche Schädigungen erst viel später in Erscheinung treten und psychische Veränderungen außerordentlich schwer zu objektivieren sind; letztere sind zudem meist unspezifisch. Man wird versuchen, Hinweise durch Befragung des Exploranden selbst und seiner nahen Angehörigen, der Wohnungsumgebung, des Arbeitsortes und des Hausarztes zu bekommen. Hierfür benötigt man das Einverständnis des Untersuchten, oder man verschafft sich die Auskünfte durch Anforderung eines polizeilichen Leumundsberichtes. Letzterer lautet allerdings nicht selten selbst bei körperlich nachweisbarem Alkoholismus immer noch günstig, da sich die Befragten häufig scheuen, schonungslose Angaben zu machen und dadurch dem armen Kranken zu schaden. Erhält man lediglich *eine* einzelne ungünstige Aussage, so ist zu berücksichtigen, daß es sich dabei um eine böswillige Meldung handeln könnte. Zuverlässiger sind hausärztliche Berichte oder Auskünfte von Alkoholfürsorgern, wenn bereits eine solche Stelle eingeschaltet wurde. Der Untersucher vergesse aber nicht, daß auch Fürsorger in der Regel wohlwollende Auskunft geben, um ihrem Schützling das weitere Fahren zu ermöglichen und ein schwereres Abgleiten in die Alkoholkrankheit im Anschluß an einen vorsorglichen Ausweisentzug zu verhindern.

Die Berücksichtigung der Fahrpraxis kann wesentliche Hinweise geben. Mehrmaliges Fahren in alkoholisiertem Zustand ist ein schwerwiegendes Indiz für eine Alkoholkrankheit infolge eines Verlustes der Selbstkontrolle, vor allem wenn dabei hohe Promillewerte ermittelt wurden [4]. So findet sich beispielsweise unter Lenkern mit mehr als 2 Gewichtspromillen Alkohol ein hoher Prozentsatz von Alkoholkranken. Nach dreimaligem Fahren in alkoholisiertem Zustand beträgt die Rückfallwahrscheinlichkeit 60–70% [163], weshalb ein dauernder Entzug oder mindestens ein Entzug über längere Zeit sich aufdrängt. Schließlich ergeben sich Hinweise auf Alkoholleiden durch wiederholte entsprechende kriminelle Vergehen, z.B. ständige Streitereien, Nachtruhestörung, Tätlichkeit gegen Beamte etc. Ein häufiger Stellenwechsel ist ebenfalls als Indiz zu betrachten, vor allem wenn er mit einem sozialen Abstieg einhergeht.

Untersuchung

Die in der Folge eines chronischen Alkoholmißbrauchs eintretenden körperlichen und psychischen Veränderungen dürfen als bekannt vorausgesetzt werden (s. im einzelnen unter [25, 84]). Man achte besonders auf die Beschaffenheit der Haut (Gesichtsrötung, Teleangiektasien, Sternnävi, Rhinophym, Palmarerythem, zigarettenpapierartige Handrückenhaut), auf Vergrößerung und Druckschmerzhaftigkeit der Leber (Verfettung, Zirrhose), auf neurologische und psychische Veränderungen (Zittern, schmerzhafte Nervendruckpunkte, herabgesetzter Vibrationssinn, Gedächtnis- und Affektstörungen, Interesseneinengung etc.). Hinweise auf ein beginnendes Alkoholleiden können in Form vegetativer Zeichen auftreten (Handschweiß, Dermographismus, Lidflattern). Durchgemachte Magen- oder Bauchspeicheldrüsenstörungen (Gastritis oder Magenulkus, akute Pankreatitis) sind ebenfalls verdächtig. Bei gesicherter äthylischer Leberzirrhose ergeben sich meist schwere Bedenken gegen eine weitere Fahrtauglichkeit [4], da in der Regel parallel dazu Persönlichkeits- und organische Hirnveränderungen vorhanden sind (pathologisches EEG). Ein wichtiger Hinweis für den Kontrollverlust bildet die Alkoholisierung z.Z. der ärztlichen Untersuchung (Äthyl-Geruch).

Spezielle Tests auf Alkoholkrankheit

Sehr nützlich ist hierbei die Untersuchung der Leberenzyme, weil diese relativ rasch und frühzeitig auf Alkoholmißbrauch reagieren und einfach zu bestimmen sind. Dabei gelingt mit hoher Trefferwahrscheinlichkeit die Frühdiagnose durch Feststellung einer erhöhten γ-Glutamyltranspeptidase (γ-GT), da diese bei wiederholtem Alkoholmißbrauch deutlich ansteigt, während bei Gesunden ein einmaliger Rausch keine entsprechende Reaktion auslöst [4, 91]. Sie leistet ferner gute Dienste bei der Überprüfung einer geltend gemachten Alkoholabstinenz, indem eine Durchbrechung derselben rasch erhöhte γ-GT-Werte nach sich zieht. Weniger geeignet, aber ebenfalls verwendbar sind die alkalische Phosphatase sowie SGOT und SGPT. Hinweise auf Alkoholkrankheit können ferner aus entsprechend abgefaßten psychologischen Fragebogen gewonnen werden. Ordentlich bewährt hat sich dabei u.a. der Münchner Alkoholismus-Test (MMALT [26]); die Bewertung dieser Analyse muß allerdings dem Spezialisten vorbehalten bleiben.

Nachweis des Alkoholleidens

Als *Beweis für eine bestehende Alkoholkrankheit* können gewisse, bereits in Erscheinung getretene Komplikationen gelten, die einer medizinischen oder administrativen Maßnahme bedürfen, also z.B. ein Delirium tremens, eine Alkoholhalluzinose, ein Korsakow-Syndrom, eine Alkoholepilepsie, eine alkoholische Leberzirrhose usw. Durchgemachte Entziehungskuren, seien sie medikamentös (Antabus, Dipsan) oder durch Einweisung in eine entsprechende Klinik, sind ebenfalls als Beweis für Alkoholismus anzusehen. Hingegen weist ein abnormer oder komplizierter bzw. ein pathologischer Rausch lediglich auf eine abnorme Persönlichkeit hin, z.B. auf einen organischen Hirnschaden oder eine Psychopathie.

Ein *abnormer Rausch* kennzeichnet sich vor allem durch eine Erregung mit persönlichkeitsfremden Handlungen bei deutlich gestörter Psyche und geringer körperlicher Beeinträchtigung aus. Nachträglich bestehen oft Erinnerungslücken. Beim *pathologischen Rausch* tritt plötzlich eine schwere, abnorme Reaktion mit dämmrigem Erregungszustand, völlig unverständlichen Wut- und Angstausbrüchen, Halluzinationen und anschließendem tiefen Schlaf auf. Der Betreffende erwacht daraus ohne jede Erinnerung.

Ist die Diagnose einer Alkoholkrankheit gestellt, so besteht keine Fahrtauglichkeit. Erst wenn der Kranke nachweisen kann, daß er von seinem Leiden geheilt ist, kann über die Wiederzulassung zum motorisierten Straßenverkehr diskutiert werden. Selbst zu Beginn einer Entziehungskur finden sich immer noch beträchtliche, verkehrsrelevante Leistungsausfälle, welche sich erst innerhalb von Wochen bis Monaten zurückbilden. Ferner besteht eine Rückfallgefahr während einer Reihe von Jahren; diese ist im ersten Jahr der Entziehung weitaus am größten. Deshalb hat es sich bewährt, bei festgestelltem Alkoholismus mindestens eine einjährige Fahrpause der Bewährung einzuschalten. Auch nach Wiederzulassung soll der Lenker während einer Reihe von Jahren kontrolliert werden, denn die Rückfallquote bleibt weiterhin hoch [163]. Die Chance eines Rückfalls läßt sich einigermaßen abschätzen aus der Persönlichkeitsstruktur (Ausgeglichenheit bzw. psychopathische oder neurotische Züge), aus der Dauer und dem Schweregrad der Alkoholkrankheit sowie aus der Belastung durch allgemeine Vorstrafen und durch Verkehrsvorstrafen. Ferner spielen berufliche und familiäre Eingliederung, Verdienst und Wohnort ebenfalls mit. Man halte sich vor Augen, daß im Kollektiv der Alkoholkranken mit einer Rückfallquote von 50–70% aller Behandelten gerechnet werden muß.

Vom ärztlichen Standpunkt aus ist stets darauf hinzuweisen, daß es sich beim Alkoholabhängigen um einen Kranken handelt, welcher nicht bestraft, sondern behandelt werden soll. Kurzzeitige Inhaftierungen sind häufig wenig sinnvoll. Besser bewährt haben sich Bußen (soweit ökonomisch tragbar),

Fahrausweis-Sicherheitsentzüge sowie durchgesetzte ambulante oder klinisch-stationäre Therapien (Teilnahme in Abstinenzvereinen, bei den Anonymen Alkoholikern: Genesungsprogramm s. [30]; Kontrolle durch Fürsorger oder Hausarzt; Vergällungskuren). Es ist umstritten, welche dieser Methoden die größten Heilungschancen besitzt [81, 84, 163]. Ausschlaggebend ist jedenfalls die Motivierung des Kranken. Eine Ausübung von Zwang erweist sich als wenig sinnvoll. Kurzzeittherapie ohne gut funktionierendes Nachsorgesystem zeigt ebenfalls schlechte Langzeitresultate.

Bei der *Beurteilung der Fahrtauglichkeit* unterscheidet der Begutachter zweckmäßig drei Stufen:

1. Es besteht ein gewisser Verdacht auf Alkoholkrankheit; sie läßt sich aber nicht beweisen. Ein Entzug des Führerscheines aus medizinischen Gründen läßt sich nicht rechtfertigen. Hingegen empfiehlt sich die Auflage der sog. Fahrabstinenz. Dies bedeutet, daß der Betreffende keine Fahrten unter Alkoholeinfluß unternehmen darf, auch nicht unter leichtgradiger Alkoholisierung. Der Sinn dieser Auflage muß dem Bewerber klar gemacht werden. So darf er beispielsweise kein Fahrzeug lenken, wenn er bei der vorangegangenen Mahlzeit alkoholische Getränke konsumierte. Vielmehr ist nach jedem Alkoholgenuß eine mehrstündige Fahrpause einzuschalten.

2. Aufgrund von Anamnese und Befund oder speziellen Tests ist die Alkoholkrankheit erwiesen. Hier muß vorerst eine erfolgreiche Behandlung abgeschlossen sein. Ferner empfiehlt es sich, eine Zulassung erst nach nachgewiesener, einjähriger, durchgehaltener, vollständiger Alkoholabstinenz zu befürworten. Diese Befürwortung ist mit der Auflage einer weitergehenden, totalen, kontrollierten Alkoholabstinenz zu verknüpfen. Zweckmäßigerweise erfolgt eine solche Kontrolle durch einen Fürsorger, durch einen Arzt oder durch den Verkehrsmediziner selbst. Eine zusätzliche Überwachung durch Angehörige ist sinnvoll; diese sollten aber nicht ausschließlich als Kontrollorgane verwendet werden. Eine Mitgliedschaft in einer Abstinenzvereinigung ist erwünscht.

3. Grenzfälle. Hierbei handelt es sich nur um wenige Exploranden, bei welchen erheblicher Verdacht auf Alkoholkrankheit vorhanden ist (meist aufgrund der belasteten Vorgeschichte), ohne daß aber der Beweis erbracht werden kann (Befunde negativ). Man wird diese Fälle ärztlicherseits weiterhin als fahrtauglich erklären, wobei aber die Auflage der totalen Abstinenz unter Kontrolle dringend zu empfehlen ist. Ferner müssen sie in periodischer verkehrsmedizinischer Kontrolle sorgfältig überwacht werden.

Medikamente und Fahrtauglichkeit

Allgemeines

Zwar steht fest, daß immer wieder einzelne Verkehrsteilnehmer ihr Fahrzeug unter dem Einfluß eines Medikamentes lenken; systematische Analysen zur Ermittlung ihres genauen Anteils wurden allerdings nur wenige durchgeführt; ihre Resultate fielen unterschiedlich aus je nach Erhebungskollektiv, Umfang, Empfindlichkeit und Ausrichtung der analytischen Methodik usw. Immerhin kann davon ausgegangen werden, daß in der Gesamtheit der Lenker bis zu 10% unter Arzneimitteleinfluß fahren, während beim Kollektiv der Unfallverletzten und der Verkehrsauffälligen etwa in 20% und mehr Medikamente gefunden wurden [5, 105, 136]. Geht man lediglich von den Aussagen der Unfallopfer aus, vor allem wenn sie gleichzeitig unter Alkoholeinfluß stehen, so liegen die Prozentsätze noch höher. Bei Überprüfungen derartiger Aussagen durch nachträgliche Analysen erweist sich nämlich, daß ein Teil derselben unrichtig ist [51, 78, 92]; dies zeigt auch Abb. 11. Weitaus im Vordergrund stehen die Schmerzmittel, welche von den Beruhigungsmitteln, Schlafmitteln, den Psychopharmaka im engern Sinn und den Herzkreislaufmitteln gefolgt werden. Vor allem die Schmerzmittel werden zu häufig, die Psychopharmaka, Schlafmittel und Beruhigungsmittel zu selten angegeben. Man kann daraus ableiten, daß beim Lenker ein gewisses Medikamentenbewußtsein vorhanden ist. Das Diazepam wird auffällig häufig angetroffen. Die Erklärung ist wohl darin zu suchen, daß ungefähr 10% aller Patienten in der hausärztlichen Praxis depressive Störungen zeigen und ca. 25% wegen psychischer Probleme in die Sprechstunde kommen.

Theoretisch vermag jedes Arzneimittel die Fahrtauglichkeit einzuschränken. Besonders bedeutsam für den Straßenverkehr sind [109]:

- Psychische Störungen: herabgesetzte Sinnesfunktion oder Bewußtseinsstörungen;
- Leistungsbeeinträchtigungen: Störungen der Auffassung, der Konzentrationsfähigkeit, der Kritikfähigkeit, des Kombinations- und Assoziationsvermögens, der Reaktionsgeschwindigkeit, der motorischen Koordination und/oder beschleunigte Ermüdbarkeit;
- Charakterveränderungen: Antriebs- oder Affektstörungen, Labilität der Persönlichkeit.

Stark wirkende Medikamente, welche neu verschrieben werden und deren Wirkung dem Patienten noch nicht bekannt sind, erweisen sich dabei als besonders gefährlich. Die Hersteller sind deshalb dazu übergegangen, in den

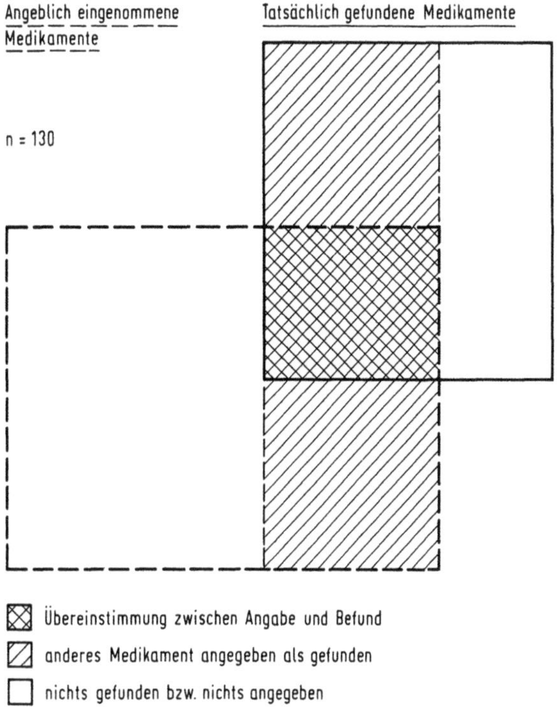

Angeblich eingenommene Medikamente   Tatsächlich gefundene Medikamente

n = 130

☒ Übereinstimmung zwischen Angabe und Befund
▨ anderes Medikament angegeben als gefunden
☐ nichts gefunden bzw. nichts angegeben

Abb. 11. Vergleich der Angaben über Medikamenteneinnahme mit den Analysenresultaten bei 130 verkehrsauffälligen Lenkern. Nach [105]

Begleitzetteln zu den Packungen auf derartige mögliche verkehrsrelevante Auswirkungen hinzuweisen. Dies entbindet aber den verschreibenden Arzt nicht von seiner Verantwortung, auch seinerseits den Kranken auf evtl. Beeinträchtigung der Fahrtauglichkeit aufmerksam zu machen. Besteht z.b. die Gefahr, daß die einmalige Einnahme eines bestimmten Arzneimittels infolge der direkten Wirkung oder einer zu erwartenden Nebenwirkung eine akute Beeinträchtigung der Fahrtauglichkeit mit sich führt, so soll ein Fahrverzicht von ungefähr 10 h gefordert werden; Medikamente mit besonders langer Wirkungsdauer, z.B. langwirkende Barbiturate, Kurznarkotika etc., benötigen einen Fahrverzicht bis zu 24 h Dauer [63]. Zu Beginn einer länger dauernden Behandlung mit einem neuen Arzneimittel, vor allem aus der Gruppe der Psychopharmaka, der Stoffwechsel-, Herz- oder Kreislauf-regulierenden Medikamente und gewisser ophthalmologischer Spezialitäten soll eine Fahrpause von ca. 10 Tagen eingeschaltet werden. Dies ist besonders bedeutsam bei initial hoher Dosierung [69]. In Einzelfällen, vor allem bei einer psychiatrischen Dauerbehandlung wegen chronischer Schizophrenie oder zur Dämpfung zyklischer manisch-depressiver Zustände, muß dieses Intervall auf Wochen bis Monate verlängert werden.

Der Arzt hüte sich besonders, durch Abgabe bestimmter Pharmaka einen Patienten fahruntauglich zu machen, ohne ihn vorher gründlich aufzuklären und zu warnen. Da heute bei jedem dritten Erwachsenen mit einer aktiven Verkehrsteilnahme zu rechnen ist, darf ein entsprechender Hinweis an den Patienten bei jeder erstmaligen Medikamentenabgabe nie fehlen. Kommt es nämlich anschließend zu einem Verkehrsunfall, so wird der Patient stets versuchen, den Arzt hierfür verantwortlich zu machen. Tatsächlich erfolgten bereits einzelne entsprechende Verurteilungen [52]. In Tabelle 30 sind deshalb jene Medikamentengruppen zusammengestellt, welche in der Regel eine anschließende ein- bis mehrstündige Fahruntauglichkeit bedingen.

Gelegentlich erhält ein Kranker mehrere Medikamente, welche durch ihre Kombination unerwartete Wirkungsverstärkungen oder Nebenwirkungen entfalten (Interaktionen [100]). Dies gilt ganz besonders auch für die gleichzeitige Einnahme zahlreicher Arzneimittel und Alkohol. Verschiedene Arten von *Interaktionen zwischen Alkohol und Pharmaka* sind möglich [106]:

1. Alkohol und Arzneimittel führen gleichermaßen zu einer Dämpfung der Nervenzelle: Es tritt eine *additive* oder u.U. sogar eine *potenzierende Wirkung* auf, die sich im Experiment nachweisen läßt [57]. Dies gilt im Prinzip für alle psychotropen Substanzen mit Dämpfungswirkung, aber auch für Mittel zur Entspannung, zur Stabilisierung, zur Allergiebekämpfung etc. Selbst Psychotonika, z.B. aus der Gruppe der Weckamine, vermögen u.U. eine Verschlechterung der Alkoholtoleranz und eine Verlängerung der Reaktionszeit zu bewirken. Schließlich werden gelegentlich paradoxe Wechselwirkungen beobachtet, indem durch gleichzeitigen Genuß von Alkohol und psychoaktivem Pharmakon die Exzitationsphase besonders ausgeprägt in Erscheinung tritt.
2. Eine Reihe von Medikamenten besitzt sog. *Antabuswirkung,* d.h., es tritt eine Verzögerung des Azetaldehyd-Abbaus infolge Blockierung der Aldehydoxidase ein. Durch die Anhäufung von Azetaldehyd kommt es zu einer heftigen Reaktion mit Kopfrötung (Flush), Übelkeit, Erbrechen, Nausea, Herzklopfen, Blutdruckabfall

Tabelle 30. Iatrogene Verkehrsgefährdungen durch Medikamentenverschreibung

Erstmalige oder neue Anwendung von psychotropen, antidiabetischen oder kreislaufaktiven (insbesondere antihypertonischen) Medikamenten ohne Hinweis auf mögliche verkehrsrelevante Nebenwirkungen und/oder Alkoholinterferenz

Fahrenlassen eines Kranken nach Durchführung einer Kurznarkose oder einer Lokalanästhesie (s. Tabelle 31)

Anwendung von Ophthalmologika, welche die Sehfunktion beeinträchtigen

Unterlassung einer Überwachung mit Durchsetzung einer Fahrpause bei Medikamenten, die eine allergische Spät-Reaktion verursachen können (z. B. bei Desensibilisierung, Anwendung von Penicillin etc.)

und evtl. Kollaps, welcher lebensbedrohlich sein kann. Die wichtigsten Medikamentengruppen, die eine solche Wirkung aufweisen, sind: Disulfiram (Antabus), Kalziumkarbimid (Dipsan), INH-Derivate, Pyrazolkörper, Sulfonyl-Harnstoffe.
3. Neben dem Dehydrogenase-Abbau des Alkohols über die beiden Stufen Azetaldehyd – Azetat wird der Alkohol auch durch das mikrosomale Enzymsystem metabolisiert; dieses ist gleichzeitig für die Biotransformation zahlreicher Medikamente verantwortlich, z.b. der Barbiturate, von Hydantoin, Meprobamat und Dicumarol. Werden solche Mittel gleichzeitig mit Alkohol eingenommen, so findet eine *gegenseitige kompetitive Hemmung* des Abbaues statt. Die Biotransformation und Elimination solcher Pharmaka ist bei Betrunkenen langsamer als bei Nüchternen. Daraus erklärt sich das Auftreten von gegebenenfalls sehr schweren Störungen. Umgekehrt wird beim chronischen Alkoholiker das mikrosomale Enzymsystem durch ständigen Gebrauch aktiviert und vermag in der Phase der Alkoholfreiheit entsprechende Medikamente rascher abzubauen. Dies erklärt z.b. die Resistenz trinkgewohnter Patienten gegenüber Barbituraten [132].
4. Die Einnahme einer größeren Alkoholmenge bewirkt häufig *Störungen des Zuckerstoffwechsels* mit Veränderungen des Glukosegehalts im Blut sowie Auftreten einer leichtgradigen Ketose und Hyperlactatämie. Deshalb kann der Alkohol bei Diabetikern zusammen mit Insulin im Sinne einer schweren Hypoglykämie, zusammen mit Biguaniden im Sinne einer vermehrten Lactat-Produktion wirken. Da er ferner mit den Sulfonyl-Harnstoffen zusammen eine antabusartige Wirkung hervorrufen kann, sollte er bei medikamentös eingestellten Diabetikern stets vermieden werden.
5. Gewisse Medikamente, z.B. organische Nitrate, verstärken die durch Alkohol bewirkte *periphere Kreislaufdilatation*. Bei Einnahme von solchen mit gleichzeitigem Alkoholgenuß kann deshalb eine Kreislaufkrise eintreten.
6. Vom Patienten wird immer wieder geltend gemacht, eine festgestellte hohe Blutalkoholkonzentration sei infolge der gleichzeitig eingenommenen Arzneimittel zustande gekommen. Eine Bildung von Alkohol im Körper gibt es aber im Anschluß an eine Medikamenteneinnahme nicht in analytisch erfaßbarem Maße, außer das Medikament enthalte selbst größere Alkoholmengen (Stärkungsmittel, Kraftweine etc.). Ein hoher Blutalkoholspiegel *muß* somit durch entsprechend umfangreichen Alkoholgenuß entstanden sein. Lediglich die Resorption und Elimination desselben können durch Wechselwirkung mit dem Pharmakon beeinflußt werden. Üblicherweise wird aber von Gutachtern ohnehin stets eine Resorptionsart berücksichtigt, die sich zugunsten eines Delinquenten auswirkt, und auch bei der Elimination wird jener Wert angenommen, welcher für den Exploranden am vorteilhaftesten ist (z.B. bei Verkehrsdelikten jeweils der Minimalwert von 0,1 Gewichtspromille pro Stunde).

Aus dem Gesagten ergeben sich gewisse *Richtlinien für den Arzt bei Medikamentenabgabe,* die ihn vor späteren Vorwürfen des Patienten sowie vor evtl. zivilrechtlichen Ansprüchen zu schützen vermögen:

1. Wenn eine Medikamentenabgabe bei einem Fahrzeuglenker unumgänglich ist, muß der Kranke nicht nur auf die direkten Folgen, sondern auch auf die möglichen Nebenfolgen ausdrücklich hingewiesen werden, vor allem bei einer Psychodroge. Die weitere Verkehrsteilnahme ist ihm u.U. zu untersagen, bis er mit dem Arzneimittel vertraut geworden ist. Der Arzt kann also eine Wiederzulassung erst bei einer späteren Kontrolluntersuchung befürworten.
2. Solange der Patient infolge seiner Krankheit oder der eingeleiteten neuen medikamentösen Therapie arbeitsunfähig ist, soll in der Regel auch auf die Führung

eines Fahrzeuges verzichtet werden. Gerade während der Arbeitspause besteht sonst die Gefahr, daß der Kranke die freie Zeit für längere Ausfahrten benützt und sich wie auch andere dadurch vermehrt gefährdet.
3. Bei Medikamenten, vor allem bei neu auf den Markt gebrachten Mitteln, mit denen der Arzt noch nicht vertraut ist, lese er genau den Packungsprospekt und achte auf evtl. Interferenzen mit dem Straßenverkehr.
4. Während der Dauer einer Medikamenteneinnahme muß häufig vom gleichzeitigen Alkoholgenuß abgeraten werden, besonders wenn direkte Interaktionen zu erwarten sind.

Die einzelnen Medikamentengruppen mit ihren spezifischen Rückwirkungen auf den Straßenverkehr

Weitaus im Vordergrund stehen die psychotropen Medikamente. Man unterscheidet dabei Psychopharmaka im engeren und weiteren Sinn. Bei allen diesen Arzneimitteln gilt als Regel, daß bei Dauertherapie gleichzeitiger Alkoholgenuß strikt zu meiden ist. Ferner sollte die höhere Dosis jeweils auf den Abend verordnet werden, damit die Hauptwirkung nicht während der Verkehrsteilnahme erfolgt.

Psychopharmaka im engeren Sinn

1. Neuroleptika (Phenothiazine etc.). Die Hauptwirkung besteht in der Lösung von Angst und Spannungsgefühlen und in der Beseitigung oder mindestens Minderung von psychotischen Störungen. Als Nebenwirkungen werden eine allgemeine Dämpfung, extrapyramidale Störungen in Form von Dyskinesien, z.B. Muskelkrämpfe, parkinsonartige Symptome etc., sowie gelegentlich ein Blutdruckabfall beobachtet. Bei Einleitung einer Therapie muß dem Patienten eine Fahrpause auferlegt werden, bis die individuelle Dosiseinstellung erreicht ist und keine ins Gewicht fallenden Nebenwirkungen mehr zu beobachten bzw. zu erwarten sind.

2. Thymoleptika oder Antidepressiva. Neben der Angst- und Spannungsminderung steht hier die antidepressive Wirkung im Vordergrund. Wiederum zeigen diese Medikamente daneben aber auch eine Schlafförderung und Dämpfung als Nebenwirkung. Ferner führen sie gelegentlich zu Blutdruckabfall und Akkommodationsstörungen; letztere sind besonders gefährlich bei Nachtfahrten. Vereinzelt werden sogar Delirien beobachtet. Eine Fahrpause bis zur sicheren Beherrschung der Nebenwirkungen ist somit ebenfalls notwendig.

3. Tranquilizer (Benzodiazepine). Diese Arzneimittel sind sehr verbreitet und werden neben der ärztlichen Verordnung häufig von Verkehrsteilnehmern ziemlich wahllos und undiszipliniert eingenommen [135]. Sie lösen Spannungen und Ängste, sedieren, können aber auch Schläfrigkeit, Schwindel oder gar Benommenheit bewirken. Selten einmal tritt eine paradoxe Erregung auf.

Psychopharmaka im weiteren Sinn

Bei Einnahme dieser nachfolgend aufgezählten verschiedenen Medikamentengruppen muß stets mit einer Verminderung der Aufmerksamkeit und einer allgemeinen Verlangsamung der Reaktionen gerechnet werden. Gleichzeitig kommt es häufig zum Auftreten von Gleichgültigkeit. Die Fahrtauglichkeit leidet darunter gegebenenfalls wesentlich.

1. Betäubungsmittel. Kranke unter direktem Einfluß dieser Mittel sind stets fahruntauglich. Meistens handelt es sich dabei um Süchtige. Bei medizinischer Indikation werden nämlich die Patienten unter Narkotika üblicherweise nicht am Verkehr teilnehmen. Allerdings versäumt es der Arzt gelegentlich, nach einer Kurznarkose in der Praxis oder nach einer Lokalanästhesie (Zahnarzt!) eine entsprechende Fahrpause zu fordern (s. Tabelle 31). Nach intravenöser Kurznarkose darf wegen herabgesetzter Bewußtseinshelligkeit und gestörter motorischer Koordination während der folgenden 24 h kein Fahrzeug gelenkt werden. Der Nachweis solcher Stoffe im Urin kann über mehrere Tage hin möglich sein.

Tabelle 31. Empfohlene Wartezeiten bis zum Ergreifen des Steuers nach ambulanter Anästhesie (140a)

Zahnärztliche Lokalanästhesie		1 h
Fentanyl	0,1 mg i.v.	2 h
Fentanyl	0,2 mg i.v.	8 h
Diazepam (Valium)	10 mg i.m. od. i.v.	8 h
Pethidin (Dolantin)	75 mg i.m. od. i.v.	24 h

2. Schlafmittel. In einer Reihe von Fahrversuchen konnte gezeigt werden, daß unter ihrem Einfluß eine signifikant erhöhte Zahl schwerer Fahrfehler vorkommt [69]. Gefährlich sind vor allem die langwirkenden Barbiturate (Durchschlafmittel), weil sie am folgenden Morgen häufig noch eine „Hangover"-Wirkung zeigen und sie sich zudem im Körper kumulieren können [31, 133]. Das gleiche gilt für alle erst nach Mitternacht eingenommenen Schlafmittel. Subjektiv verschwinden die Symptome rascher, als es den objektiven Gewebsspiegelanalysen entspricht. Daraus erklärt sich auch eine evtl. heftige Reaktion auf kurz darauf folgenden Alkoholgenuß. Verkehrsteilnehmer sollen sich besonders hüten, gegen Nachtende noch Schlafmittel einzunehmen. Verhängnisvoll kann sich ferner der Genuß von Schlafmitteln im Auto-Reisezug mit anschließender längerer Autofahrt auswirken.

3. Beruhigungsmittel. Diese sind weit verbreitet, weil viele von ihnen rezeptfrei erhältlich sind. Bei den Brom-Harnstoffderivaten besteht die Gefahr der Kumulation, die bis zum eigentlichen Bromdelir führen kann. Die Stoffe weisen ferner gute Löslichkeit im Alkohol auf und werden somit bei gleichzeitigem Trinken rasch resorbiert.

4. Mittel gegen Epilepsie. Siehe S. 76

5. Schmerzmittel. Häufig handelt es sich um Kombinationen von Phenacetin, Pyrazolon, Salizylat mit Zusatz eines Beruhigungsmittels und von Koffein. Es besteht die Gefahr, daß ein Lenker glaubt, infolge Schmerzausschaltung subjektiv eine bessere Fahrtauglichkeit zu erreichen, während objektiv eine zunehmende Beeinträchtigung beobachtet wird.

6. Zentralwirkende Muskelerschlaffungsmittel. Solche sind häufig in Rheumamitteln enthalten. Eine Verminderung der Fahrtüchtigkeit kann infolge der gleichzeitig eintretenden Beruhigung beobachtet werden. Ferner führen diese Mittel gelegentlich zu Schwächezuständen in den Gliedmaßen. Schließlich wird die Auswertung afferenter Reize und die zentrale Feinkoordination beeinträchtigt.

7. Neurovegetative Medikamente. Häufig verändern diese Mittel die Pupillenweite und beeinträchtigen die Akkommodation. Derartige Sehstörungen sind sowohl am Tage (z.B. bei intensivem Sonnenlicht) als auch in der Nacht (Dunkeladaptation nach Blendung) sehr gefährlich.

8. Stimulantien und Appetitzügler. Es handelt sich hauptsächlich um Amphetamine, Preludin und Ritalin. Bei einmaliger Einnahme tritt häufig eine Überschätzung der Leistungskraft mit Enthemmung und Risikofreude ein. Gleichzeitig werden Verhaltensstörungen und Verstimmungen beobachtet. Untersuchungen von Fahrerkollektiven ergeben eine entsprechende Vermehrung der Verkehrsdelikte, u.U. anfänglich ohne Steigerung der Unfallzahl [158]. Bei gleichzeitiger Alkoholeinnahme kann evtl. schlagartig ein Delirium ausbrechen. Wiederholte Einnahme führt zur unphysiologischen Bekämpfung der Müdigkeit mit zunehmender Erschöpfung. Es besteht die Gefahr des Einschlafens am Steuer.

Allergiemittel und Mittel gegen die Reisekrankheit

Auch diese Mittel wirken auf der Grundlage einer allgemeinen Beruhigung, welche durch Beigabe von Koffein übertüncht wird. Die stimulierende Koffeinwirkung klingt aber rascher ab als die Dämpfung. Man warne die Patienten vor allem bei größeren Kombinationsreisen mit Flugzeug und Auto oder mit Bahn und Auto.

Herz- und Kreislaufmittel

Die Gefahr einer Digitalis-Intoxikation bei länger dauernder Behandlung mit Herzglykosiden ist bekannt. Autofahrende Herzpatienten sollten deshalb periodisch auf den Digitalis-Blutspiegel überprüft werden. Bei Rhythmusstörungen, welche einer antiarrhythmischen Behandlung bedürfen, wird ohnehin eine längere Fahrpause bis zur Behebung der Reizleitungsstörung notwendig sein. Schließlich ist zu beachten, daß blutdrucksenkende Mittel häufig gleichzeitig beruhigen, da sie Reserpin oder Barbiturate enthalten. Vor allem bei Anwendung von β-Rezeptorenblockern besteht die Möglichkeit eines unerwarteten Blutdruckabfalls. Eine entsprechende Sicherheits-Fahrpause ist einzuschalten, im übrigen s. S. 89

Medikamente bei Magen-Darmstörungen

Bei vereinzelten Unfällen machen Lenker geltend, die Herrschaft über ihr Fahrzeug infolge heftiger Bauchkrämpfe, Durchfall oder Erbrechen verloren zu haben. Bei Verordnung von Laxantien oder Spasmolytika gebe der Arzt entsprechende Hinweise.

Hormone

1. Antidiabetika, s. S. 99–101

2. Kortikosteroide. Diese können eine Euphorie, in einzelnen Fällen eigentliche psychotische Störungen verursachen. Solche Kranke sind für den Verkehr untragbar.

3. Östrogene. Sie verzögern die Metabolisierung des Alkohols und verlängern damit die Alkoholwirkung. Frauen unter oralen Antikonzeptionsmitteln sollten sich deshalb beim Alkoholgenuß zurückhalten.

Mittel gegen Infektionen

1. Penicillin u.ä. Diese Medikamente verursachen gelegentlich allergische Reaktionen. Autofahrende Patienten sollten darauf hingewiesen werden. In Deutschland wurde ein Arzt, der dies unterlassen hatte, nach einem Unfall infolge allergischem Schock für den Schaden haftbar gemacht [29].

2. Streptomycin und verwandte Stoffe. Eine längere Applikation kann zu Hör- und Gleichgewichtsstörungen führen. Dadurch besteht u.U. vorübergehend Fahruntauglichkeit.

Zusammenfassung

Es sind hauptsächlich drei Faktoren zu beachten:

1. Patient. Ein Gesunder reagiert auf ein Medikament anders als ein Kranker. Die Abgabe eines Arzneimittels kann sich bezüglich der Verkehrsteilnahme bei einem Kranken günstig, bei einem Gesunden aber ungünstig auswirken oder umgekehrt. Entsprechende Experimente werden meist nur bei gesunden Kollektiven durchgeführt und sind deshalb nicht unbedingt schlüssig. Jeder Einzelfall ist deshalb individuell zu beurteilen. Die Beachtung der Vorschrift im Packungsprospekt genügt nicht von vornherein.

2. Medikament. Dieses kann ärztlich dosiert oder vom Laien mißbräuchlich und undiszipliniert eingenommen werden. Seine Initialwirkung ist häufig anders als die Gewöhnungs- oder die Dauerwirkung. Kombinationseffekte bei Einnahme verschiedener Arzneimittel bzw. bei gleichzeitigem Alkoholkonsum sind zu beachten.

3. Arzt. Dieser halte sich vor Augen, daß jeder erwachsene Patient ein potentieller Lenker ist. Er muß ihn deshalb bei Medikamentenabgabe entsprechend beraten und nötigenfalls (vorübergehend) von weiterem Fahren abhalten.

Drogen und Vergiftungen am Steuer

Der Drogenkonsum hat in den letzten Jahren vor allem unter den Jugendlichen eine zunehmende Verbreitung gefunden. So wird für das Jahr 1975 in der Bundesrepublik Deutschland geschätzt, daß mindestens 60 000 Menschen regelmäßig Drogen konsumieren oder sogar eigentlich süchtig sind [107]. Eine repräsentative Umfrage von 16jährigen in der Schweiz im Jahre 1978 zeigt, daß die Hälfte der Befragten ihre erste Drogenerfahrung bereits gemacht haben, wobei Cannabis weit im Vordergrund steht, in absteigender Häufigkeit gefolgt von den anderen Halluzinogenen, den Stimulantien, den Beruhigungs- oder Schlafmitteln, den Schmerzmitteln, den Opiaten bzw. dem Morphin und den Husten- oder übrigen Arzneimitteln [13].

Schon bei der Einnahme von Arzneimitteln werden interindividuelle Variationen der Wirkung beobachtet. Diese Variationen sind beim Drogenkonsum noch viel ausgeprägter. Bei der Wirkung spielt nämlich nicht nur die Eigenschaft der Droge eine Rolle, sondern auch die Gewöhnung des Konsumenten, sein Charakter sowie die Umweltsituation, unter welcher der Drogenkonsum stattfindet. Häufig werden auch mehrere Drogen miteinander kombiniert, oder es findet gleichzeitig ein Alkoholgenuß statt. Dementsprechend ist es schwierig, die Rückwirkung auf die Fahrtauglichkeit im voraus abzuschätzen bzw. durch entsprechende Tests im Experiment oder im Fahrversuch festzustellen. Im einzelnen können folgende Gruppen von Drogen unterschieden werden (Zusammenstellung s. Tabelle 32 und bei [68]).

Cannabis und Halluzinogene

Unter Cannabis fällt hauptsächlich das Harz der Blütenstände (Haschisch) und das Kraut (Marihuana) des indischen Hanfs mit den Wirkstoffen Cannabinol, Tetrahydrocannabinol (THC) und Cannabidiol. Die wichtigsten Halluzinogene sind das Lysergsäurediäthylamid (LSD), das Mescalin und das Psylocybin sowie Mischungen mit Amphetamin. Durch Einnahme dieser Stoffe kommt es zu einem rauschartigen Zustand mit einer Lockerung des Umweltbezugs und einer Zuwendung zur eigenen inneren Erlebniswelt (Tabelle 33). Die räumlichen Verhältnisse werden verzerrt, feste Raumgrenzen beginnen, beweglich zu werden, das Zeitgefühl wird beeinträchtigt. Wahrnehmungsstörungen treten auf: Es wird farbenintensiver empfunden, und die optischen Nachbilder bestehen länger. Geräusche werden lauter gehört. Nicht selten fin-

Tabelle 32. Betäubungsmittel: Anwendung und Wirkung, ergänzt nach DEA, Department of Justice, USA

	Drogen	Markenbezeichnungen	Medizinische Anwendung	Abhängigkeitspotential physisch	Abhängigkeitspotential psychisch
Opium und Opiate	Opium	Opium	schmerzstillend gegen Durchfall	groß	groß
	Morphin	Morphin, Pantopon, Spasmalgin u. viele andere	schmerzstillend	groß	groß
	Heroin	keine	keine	groß	groß
	Codein	Codein	schmerzstillend gegen Husten	gering	gering
synthetische Alkaloide	Pethidin	Dolantin, Dolosal, Spasmodolin u. andere	schmerzstillend	groß	groß
	Methadon	Ketalgin, Heptadon, Polamidon u. andere	schmerzstillend Heroin-Ersatz	groß	groß
	Hydromorphon	Dilaudid, Percodan u. andere	schmerzstillend gegen Durchfall, Husten	groß	groß
Stimulantien	Kokain	Cocain	Lokalanästhesie	möglich	groß
	Amphetamin	Adifuge, Biphétamine, Phenedrine, Pervitin, Stimul, Pemolin	Hyperkinese Narkolepsie Gewichtskontr.	möglich	groß
	Phenmetrazin	Cafilon, Predulin	Gewichtskontr.	möglich	groß
	Methylphenidate	Plimasin, Ritalin	Hyperkinese	möglich	groß
Halluzinogene	LSD	keine	keine	null	Grad unbekannt
	Mescalin	keine	keine	null	Grad unbekannt
	Psilocybin/Psilocin	keine	keine	null	Grad unbekannt
	STP/DOM (Mischung Amphetamin/Mescalin)	keine	keine	null	Grad unbekannt
	PCP (Phencyclidin)	Sernylan	Pädiatrie: Analgesie; Tiermedizin: Immobilisierung von Primaten	null?	Grad unbekannt
Cannabis	Marihuana Haschisch Haschischöl	keine	keine	Grad unbekannt	gering

Toleranz	Wirkungsdauer (Std)	Anwendungsart	Rauschwirkung	Wirkung von Überdosen	Entzugserscheinungen
ja	3-6	oral, rauchen	Euphorie Schläfrigkeit Atemdämpfung, Niedergeschlagenheit, verengte Pupillen, Übelkeit	schwacher und flacher Atem, feuchte Haut, Krämpfe, Bewußtlosigkeit, Tod	wässrige Augen, triefende Nase, Gähnen, Appetitlosigkeit, reizbar, zittern Panik Schüttelfrost und Schweißausbrüche, Krämpfe Übelkeit
ja	3-6	injizieren, rauchen			
ja	3-6	injizieren, schnupfen, rauchen			
ja	3-6	oral, injizieren			
ja	3-6	oral, injizieren			
ja	12-24	oral, injizieren			
ja	3-6	oral, injizieren			
nein	2	injizieren, schnupfen	gesteigerte Munterkeit, Erregung, Euphorie, erweiterte Pupillen, erhöhter Puls und Blutdruck, Schlaflosigkeit, Appetitlosigkeit	Erregung, erhöhte Temperatur, Sinnestäuschung, Krämpfe, Tod	Apathie, Dauerschlaf, reizbar Niedergeschlagenheit, Desorientierung
ja	2-4	oral, injizieren			
ja	2-4	oral			
ja	2-4	oral			
ja	variabel	oral	Selbsttäuschung, Sinnestäuschung, verändertes Orts- und Zeitgefühl	längeres intensiveres „Trip"-Erlebnis, Psychose, Tod	keine Entzugssymptome bekannt
ja	variabel	oral, injizieren			
ja	variabel	oral			
ja	variabel	oral, injizieren			
ja?	variabel	oral, rauchen, injizieren			
nein	2-4	oral, rauchen	Euphorie, Enthemmung, gesteigerter Appetit, desorientiertes Benehmen	Ermattung, Wahnsinn, Psychose	Schlaflosigkeit, überaktiv, teilweise verminderter Appetit

det man eine wohlige träumerische Lethargie. Bei stärkeren Störungen sind eigentliche Sinnestäuschungen vorhanden, vor allem beim LSD; beim Mescalin und beim Psylocybin. So treten krankhaft gefälschte wirkliche Wahrnehmungen in der Form von Illusionen oder sogar Halluzinationen auf, d.h. Wahrnehmungen ohne entsprechenden Reiz von außen. Nicht selten sind diese Zustände mit eigentlichen Depersonalisationserscheinungen verbunden.

Neben den psychischen Störungen führt der Genuß von Cannabis zu einer Erhöhung von Puls und Blutdruck, zu Schwitzen mit kalten Händen und – vor allem bei Einnahme mittels Rauchen – zu ausgesprochener Bindehautreizung mit Augenrötung. Für den Spezialisten ist der süßliche Geruch der Zigaretten, des Schweißes und evtl. der Ausatmungsluft charakteristisch. Bei wiederholtem oder regelmäßigem Konsum kommt es ferner zu respiratorischen Störungen. Es ist umstritten, ob schließlich auch psychische Veränderungen bei chronischem Mißbrauch eintreten im Sinne einer Labilität, einer zunehmenden Aggressivität sowie einer schlechteren sozialen und beruflichen Einpassung mit neurotischen Beeinträchtigungen und Schlaflosigkeit. Beim LSD ist die Antriebszunahme kennzeichnend. Derartig Berauschte gefährden sich selbst durch ihr aggressives Verhalten mit subjektiver Selbstüberschätzung bei objektiven psychischen und körperlichen Beeinträchtigungen (ataktische Erscheinungen). Es kann ein sog. Omnipotenzgefühl bestehen, bei welchem unsinnige, lebensgefährliche Handlungen begangen werden. Gefürchtet ist ferner der sog. flashback, d.h. ein unerwartetes Wiederauftreten von Störungen, beispielsweise ausgelöst durch akustische oder optische Reize.

Tabelle 33. Drogenrausch (Halluzinogene, Cannabis) und Verkehr

Allgemeine Passivität:	Wagen scheint zu stehen. Häuser und Straße kommen auf den Lenker zu. Filmgefühl. Man vergißt zu steuern
Aufhebung des Zeitgefühls:	Eine gesetzte Geschwindigkeit wird nicht realisiert, z. B. bei Einfahrt in Ortschaften
Aufhebung des Raumgefühls:	Schwierigkeit der Einfädelung im Großstadtverkehr. Panische Angstreaktionen möglich
Hypersensitivität:	Blendung bei Nacht. Erschrecken bei akustischen Signalen
Trugwahrnehmungen:	Hindernisse auf der Straße werden verkannt. Der Lenker weicht Phantomen aus
Wahnideen:	Omnipotenzgefühl mit rücksichtslosem Fahren, ohne auf andere Fahrzeuge oder Straßenbegrenzungen zu achten

Aus der geschilderten Symptomatik ergibt sich rein theoretisch eine erhebliche Gefährdung solchermaßen Berauschter als Verkehrsteilnehmer. So können sich die nachfolgenden psychischen Störungen im Straßenverkehr gefährlich auswirken (Tabelle 33).

Versuche an Fahrsimulatoren [42, 141] oder eigentliche praktische Fahrteste wurden vor allem mit Cannabis, vereinzelt auch mit LSD durchgeführt (zusammenfassend referiert bei [102], ferner [34, 71, 73]). Dabei lassen sich eine Reihe von Verhaltensfehlern nachweisen. So findet sich eine Fehlerzunahme vorerst bei gleichbleibend rascher Reaktion, aber mit Abnahme des Adaptationsvermögens und der Konzentrationsfähigkeit, vor allem unter Streßsituationen. Ferner wird eine innere Ablenkbarkeit beobachtet. Bei den Fahrversuchen fällt der Verlust der Geschwindigkeitskontrolle und die zunehmende Sorglosigkeit („Lässigkeit") mit Verminderung des Gefahrenbewußtseins auf. Die Versuchspersonen berichten, daß sie das Fahren passiv im Sinne eines Filmgefühls empfunden hätten. Bei erheblichem Rausch werden ferner wahnhafte Verstimmungen mit eigentlichen Panikreaktionen beobachtet. Infolge der sensibilisierten Wahrnehmungsfähigkeit kann bereits eine Blendung oder ein Glitzern von Chromteilen bzw. ein akustisches Signal zum Erschrecken führen. Sogar beim Einordnen in Kolonnenverkehr können Schreckreaktionen auftreten. Es wurde festgestellt, daß bei einer mittleren Dosierung von 60–80 µg THC/kg Körpergewicht im Durchschnitt Störungen manifest werden, welche ungefähr einer Alkoholisierung von 0,8 Gewichtspromillen im Blut entsprechen [107]. Sie sind aber qualitativ verschieden von den Alkoholstörungen [18, 126]. Sie dauern etwa 6–10 h an. Andererseits zeigt eine statistische Untersuchung von jungen, gut integrierten und im übrigen unauffälligen Konsumenten von Halluzinogenen keine relevante Erhöhung der Unfall- und Deliktzahl [158]. Daraus kann abgeleitet werden, daß ein Lenken unter dem akuten Einfluß eines Halluzinogens nicht gestattet werden darf [104]. Solange aber kein Kontrollverlust besteht, d.h. daß der Konsument während des Genusses eines Halluzinogens auf das Lenken verzichtet, ist seine Fahrtauglichkeit weiter gegeben. Einem integrierten Cannabiskonsumenten kann somit im Intervall das Fahren weiterhin gestattet werden.

Der Nachweis von Cannabis in Körperflüssigkeiten oder Geweben ist außerordentlich schwierig. Bedeutend einfacher lassen sich pflanzliche und harzige Produkte in Resten von Zigaretten oder von Tabak feststellen. LSD' läßt sich im Blut etwa innerhalb von 6 h nach der Einnahme nachweisen.

Stimulantien (Kokain, Amphetamin, Weckamine etc.)

Diese finden zur Steigerung der Leistungsfähigkeit in Streßsituationen Verwendung, beispielsweise bei Prüfungen, bei Arbeitsüberlastungen und im

Spitzensport. Daneben werden sie von Süchtigen benützt. Sie bewirken eine Euphorie und steigern das Selbstvertrauen. Es kommt zu einer subjektiven Überschätzung mit manischen Reaktionen. Im Straßenverkehr manifestiert sich dies durch eine Zunahme von verkehrsgefährdenden Übertretungen bei vorerst niedrig bleibender Unfallzahl infolge der raschen Reaktionen [158]. Höhere Dosen können eigentliche Halluzinationen bewirken. Bei wiederholter oder längerer Einnahme tritt eine zunehmende Erschöpfung ein durch unphysiologischen Raubbau an den körperlichen Reserven. Die Sucht manifestiert sich durch Appetitlosigkeit, Abmagerung, Schlaflosigkeit und Zittern. Derartige Leute gefährden sich und andere hochgradig im Verkehr. Gefürchtet sind vor allem die Einschlafunfälle. Der Nachweis von Stimulantien gelingt sowohl im Blut und vor allem im Urin, im letzteren selbst 2-3 Tage nach ihrer Einnahme.

Opiate, Morphium und synthetische Alkaloide

Unter dem Einfluß dieser Stoffe besteht generell Fahruntauglichkeit, da sie zu einer starken zentralnervösen Dämpfung führen und z.B. die Reaktionszeit erhöhen. Es ist umstritten, ob Süchtige häufiger oder seltener ein Auto lenken als gleichaltrige Vergleichspersonen. Jedenfalls scheinen sie sich am Steuer deutlich schlechter zu bewähren [6, 23, 130]. Eine Gewöhnung bzw. eine zunehmende Abhängigkeit tritt bei wiederholter intravenöser Einnahme dieser Stoffe innerhalb weniger Tage bis Wochen auf. Die Sucht ist vor allem verbreitet unter Medizinalpersonen und in jüngster Zeit auch unter den jungen Leuten in der Drogenszene (sog. Fixer). Diese zeichnen sich aus durch fortschreitende soziale Desintegration mit beruflichem Versagen und familiärem Zerwürfnis. Immerhin zeigen einzelne Fälle bei regelmäßigem Konsum eine weitgehend erhaltene Selbstkontrolle und bleiben integriert. Dies ist aber die Ausnahme. Bei nachgewiesener Sucht muß der Kranke aus dem Verkehr definitiv ausgeschaltet werden. Eine Wiederzulassung kommt erst nach kontrollierter, mindestens einjähriger Totalabstinenz in Frage. Dies gilt auch für jene Gruppe von Kranken, welche durch Abgabe einer sog. Ersatzdroge „geheilt" werden konnten. Nach wie vor ist umstritten, ob beispielsweise bei Methadon-Behandlung eine Wiederzulassung zum Verkehr zulässig ist [143]. Entsprechende größere statistische Kollektive sind bisher auf ihre Bewährung nicht untersucht worden.

Der Nachweis von Opiumalkaloiden und Derivaten ist im Blut und vor allem im Urin gut möglich. Neben den nicht ganz spezifischen, einfachen Vorproben stehen aufwendige, exakte, für forensische Zwecke notwendige Methoden zur Verfügung.

Organische Lösungsmittel

In jüngster Zeit beobachtet man unter den Jugendlichen gelegentlich eine Einnahme solcher Stoffe mittels Schnüffeln zur Erzeugung eines rauschartigen Zustandes. Dabei werden Leime, Harze, aber auch eigentliche Lösungsmittel verwendet. Während eines solchen Rausches besteht absolute Fahruntauglichkeit. Häufig sind diese Mittel auch giftig und können bei wiederholtem Gebrauch zu dauernden schweren Schäden führen, z.B. an der Leber. Der chemische Nachweis gelingt lediglich während der ersten paar Stunden nach der Einnahme, da die flüchtigen Mittel rasch abgeatment bzw. im Körper metabolisiert werden.

Schlafmittel, Beruhigungsmittel, Schmerzmittel etc.

Neben diesen zentralnervös wirksamen Medikamenten werden auch Husten- und Asthmamittel nicht selten von Süchtigen mißbräuchlich verwendet. Jeder derartige Mißbrauch bedingt vorübergehend oder bei Abhängigkeit dauernd Fahruntauglichkeit. Im übrigen wird auf die Ausführungen auf S. 121 verwiesen.

Eigentliche Giftstoffe

Weitaus im Vordergrund steht dabei das Kohlenmonoxyd. Auspuffgase enthalten immer noch bis zu 10% dieses Gases. Es genügt, daß geringe Anteile von Verbrennungsgasen ins Autoinnere gelangen, um Vergiftungserscheinungen hervorzurufen. Eine Konzentration von 0,1% in der Atmungsluft führt innerhalb von Stunden bereits zum Tod. Dank sicherer moderner Autokonstruktionen sind undichte Stellen sehr selten. Dennoch ist ein Eintritt über den defekten Auspuff und das verrostete Chassis von unten her oder durch das offene Heckfenster von hinten her möglich. Bei einer stehenden Autokolonne kann Auspuffgas über die Heizung oder Belüftung mit der Frischluft vom vorderen Fahrzeug her angesaugt werden. In einer derartigen Kolonne sollte deshalb der Motor bei längerem Stehen stets abgeschaltet werden. Die Gefahr einer Vergiftung besteht hauptsächlich im Winter, wenn der Motor zum Zweck der Beheizung auch bei längerem Stillstand des Fahrzeuges in Betrieb bleibt.

Die Kohlenmonoxydvergiftung äußert sich durch Kurzatmigkeit, Kopfschmerzen und Übelkeit. Später tritt zunehmende Verwirrtheit mit rauschartiger Erregung auf. Selbstrettungsversuche werden infolge Initiativlosigkeit oder wegen der gleichzeitig in Erscheinung tretenden Lähmungen und Stammhirnstörungen (subjektives Starregefühl) häufig unterlassen. Derartig vergiftete Personen sehen rosig aus. Sie werden gelegentlich als Alkoholisierte, gelegentlich als Geistesgestörte oder Hysteriker verkannt. Die sichere Diagnose läßt sich nur durch sofortige Blutentnahme mit Bestimmung des Kohlenmonoxydgehaltes stellen. Innerhalb von ca. 4–8 h wird das Giftgas nämlich wieder vollständig abgeatmet.

Tod oder Verletzung am Steuer

Weitaus am häufigsten handelt es sich dabei um die Folge eines schweren Verkehrsunfalls. Gelegentlich gelingt es allerdings, nachträglich nachzuweisen, daß ein anscheinender Verkehrsunfall in Wirklichkeit ein Selbstmordversuch oder ein Selbstmord war. Selten einmal kommt es zu einem plötzlichen Tod aus natürlicher Ursache während der Verkehrsteilnahme. Schließlich werden in der Literatur vereinzelte kasuistische Beispiele von Tötungsdelikten mitgeteilt, welche entweder absichtlich als Verkehrsunfall kaschiert oder von der Untersuchungsbehörde primär als solcher fehlinterpretiert wurden. Der praktische Arzt wird im Zusammenhang mit derartigen Situationen vor allem unter den nachfolgenden Umständen miteinbezogen:

Schwerer Verkehrsunfall

Dieser ist für den behandelnden Hausarzt dann von Bedeutung, wenn einer seiner Patienten ihn verursachte und aus der Situation anzunehmen ist, er sei infolge einer Krankheit oder eines Gebrechens eingetreten. Dabei taucht nämlich die Frage auf, ob der Unfall durch ein anderes Verhalten des Patienten oder des Hausarztes zu vermeiden gewesen wäre. Der Arzt wird u.U. als Zeuge befragt. Es ist günstig, wenn er nachweisen kann, daß er den Kranken rechtzeitig auf die Verkehrsgefährlichkeit seines Leidens aufmerksam machte, ihm u.U. dringend von der weiteren Verkehrsteilnahme abriet oder ihm sogar ein eigentliches Fahrverbot auferlegte. Entsprechende Bestätigungen durch einen Zeugen (Angehöriger, Praxishilfe etc.) oder Einträge in der Krankengeschichte sind dabei von Nutzen. Bevor der Arzt jedoch eine Auskunft gibt, versichere er sich, daß er von der Schweigepflicht entbunden ist (vom Patienten, von Gesetzes wegen, durch seine eigene vorgesetzte Behörde oder durch das Gericht). Sonst besteht die Gefahr, daß er nachträglich vom Patienten wegen Verletzung der Schweigepflicht verklagt wird. Sollte der Arzt es unterlassen haben, den Kranken vor einer weiteren aktiven Verkehrsteilnahme zu warnen, so ist es denkbar, daß der Patient nachträglich gegen ihn Haftpflichtansprüche geltend macht [41, 121, 142]. Eine vorsorgliche Orientierung seiner Versicherung ist angezeigt. Theoretisch könnte der Arzt sogar strafrechtlich verfolgt werden, wenn festgestellt wird, daß er es in fahrlässiger Art und Weise unterließ, einen von ihm unzweifelhaft als verkehrsuntauglich erkannten Kranken vom weiteren Fahren abzuhalten.

Gelegentlich werden Fragen nach der Ursache und den Folgen des Verkehrsunfalles aufgeworfen, vor allem im Hinblick auf Versicherungsleistungen (Zusammenhang zwischen Krankheit, Unfall und Verletzung). Dabei kann die Mithilfe des behandelnden Arztes notwendig werden. Dieser sei jedoch bei der Beantwortung zurückhaltend. Eine endgültige Beurteilung ist nur bei umfassender Kenntnis der Gesamtsituation möglich unter Hinzuziehung des Polizeirapports, der Photodokumentation, der Zeugenaussagen und der Spurenauswertung. Meist bleibt die definitive Stellungnahme dem verkehrsmedizinischen Spezialisten vorbehalten.

Selbstmord oder Selbstmordversuch im Verkehr

Es ist außerordentlich schwierig, nach einem traumatischen Tod nachzuweisen, daß dieser vom Verkehrsteilnehmer absichtlich herbeigeführt wurde. Verdächtig hierfür sind Situationen ohne Fremdbeteiligung (Alleinunfälle) an Orten, die dem Lenker bekannt waren und bei welchen sich keine plausible Erklärung für ihr Zustandekommen anbietet (z.B. Anfahren eines Randpfeilers bei guten Straßen- und Witterungsverhältnissen mit hoher Geschwindigkeit; Abkommen von der Straße über eine steil abfallende Böschung bei guter Markierung). Die Untersuchung des Verletzten und des beschädigten Fahrzeuges kann weitere Hinweise ergeben (heftiges Abstützen beider Hände auf dem Lenker mit entsprechenden Frakturen und Steuerradverkrümmung; nicht oder auffällig locker getragene Sicherheitsgurte; Zeichen eines vorausgegangenen Selbstmordversuchs oder einer Methodenkombination, z.B. in der Form von Tablettenresten im Magen, eines Pulsaderschnitts etc.). Eine sorgfältige Erhebung der Vorgeschichte mit Zeugenbefragung ist unerläßlich. Stets soll auch eine Autopsie vorgenommen werden mit Asservation von genügend Gewebsteilen zu toxikologischen Analysen. Da bei der Differentialdiagnose „Unfall–Suizid" in der Regel nur mit Wahrscheinlichkeiten operiert werden kann, kommt es nachträglich meistens zu einem Vergleich zwischen der Versicherung und den Angehörigen.

Daß eine mehr oder weniger bewußte Suizidalität am Steuer nicht selten ist, beweisen entsprechende Überprüfungen von nicht tödlichen, merkwürdigen Unfallkollektiven. Es zeigte sich nämlich bei einer intensiven Befragung derartiger Opfer, daß die Gefährdung und evtl. die traumatische Schädigung häufig bewußt in Kauf genommen wurde. Einzelne Befragte gaben sogar an, sie hätten in voller Absicht mit dem Leben Schluß machen wollen [9]. Meist handelt es sich um junge Leute, und ihr Entschluß zur – nachträglich mißlungenen – Selbsttötung ist als plötzlich einschießender Destruktionsgedanke zu werten. Der Übergang von bewußt realisierter Selbstzerstörungstendenz bis zur unspezifischen allgemeinen Aggressivität im Verkehr und zur Person des sog. „Unfällers" ist fließend [2, 117].

Für den behandelnden Arzt ist wichtig, unter seinen Patienten derartige Suizidkandidaten zu erkennen. Hinweise darauf stellen wiederholte oder kaum motivierbare, merkwürdige Selbstunfälle dar. Wird ein Patient daraufhin angesprochen und besteht ein gutes Vertrauensverhältnis zwischen ihm und seinem Arzt, so kann er durch eine offene Darlegung seiner Probleme erleichtert werden, wodurch ein gewisser Schutz vor zukünftiger ähnlicher Handlungsweise eintritt. Dennoch überlege sich der Arzt, ob bei fortdauernder Suizidalität die weitere Belassung des Ausweises zu verantworten sei. Unter Umständen drängt sich jedenfalls eine länger dauernde psychiatrische oder psychologische Behandlung auf.

Der plötzliche natürliche Tod am Steuer

Dieser ist aus statistischer Sicht gesehen zwar selten; verläßliche Zahlen existieren allerdings nicht [77]. In den Massenmedien wird darüber aber oft ausführlich berichtet, weshalb er vom Laien überbewertet wird. Opfer sind häufig Männer zwischen 50–70 Jahren; Frauen sind stark unterdurchschnittlich beteiligt. Man findet den plötzlichen Tod ungefähr gleich häufig bei Automobilisten und Zweiradlenkern. Im Vordergrund steht das Herzversagen bei Kranzgefäßleiden, Herzmuskelkrankheit oder Aortenstenose (s. S. 86). Von geringerer Bedeutung sind zentralnervöse Störungen (Hirnschlag, Hirnbasisblutung, Epilepsie) sowie Atemlähmung bei Erkrankung der Atemwege oder der Lungen. Unfälle nach plötzlichem Tod am Steuer sind relativ selten. Zwar kommt es beim Zweiradlenker meistens zu einem Sturz, während der Autofahrer sein Fahrzeug vor dem Tod oft an den Straßenrand zu lenken und noch zum Stillstand zu bringen vermag. Tritt ein Unfall ein, so führt dieser in der Regel nur zu Sachschaden. Fremdpersonenschäden sind die große Ausnahme.

Wird der Arzt, der den Verstorbenen vorher als Patienten behandelt hat, zum Unfallort gerufen, so soll er eine Autopsie beantragen. Die forensische Differentialdiagnose (natürlicher oder traumatischer Tod, Vergiftungsfolge etc) ist von großer Bedeutung, hauptsächlich auch in versicherungsrechtlicher Hinsicht. In gewissen Ländern stellt sich beim plötzlichen natürlichen Tod am Steuer auch die Frage nach einem entschädigungspflichtigen Weg- oder Arbeits„unfall". Wird eine Autopsie versäumt, entstehen nachträglich nicht selten erhebliche juristische und gutachterliche Schwierigkeiten [80].

Der deliktische Verkehrsunfall

Bei einem Verkehrsunfall ist meistens eine Fahrlässigkeit im Spiel, d.h. der Zwischenfall ereignet sich infolge pflichtwidriger Unvorsichtigkeit eines Beteiligten. Gelegentlich kann aber sogar mehr oder weniger bewußt ein Vorsatz mitwirken, z.B. bei hochgradiger Verstimmung eines Lenkers über das Verhalten eines anderen Straßenbenützers. Gerade in derartigen Fällen wird der Arzt u.U. eingeschaltet. So soll er den Schuldigen untersuchen und entscheiden, ob dieser ohne Gefahr für die anderen Verkehrsteilnehmer zukünftig am Verkehr teilnehmen kann. Er soll sich hierbei bewußt sein, daß er lediglich befugt ist, nach somatischen oder psychischen Krankheiten zu forschen. Die eigentliche Beurteilung des Charakters liegt außerhalb seines Kompetenzbereiches. Hierfür sind mindestens ausgedehnte psychiatrische, besser aber noch psychologische Explorationen notwendig. Letztendlich wird der Entscheid juristisch durch den Richter und die Zulassungsbehörde zu fällen sein unter Berücksichtigung der geltenden Verkehrsgesetze.

Literaturverzeichnis

1. Abele G (1956) Abhängigkeit der Fahrweise bei Trunkenheit am Steuer von der Fahrzeugart. Dtsch Z Gesamte Gerichtl Med 45:173-184
2. Achté K (1979) Some forms of indirect self-destruction and their psychopathology. In: Proceedings Communications. 10th Internat. Congress for Suicide Prevention and Crisis Intervention, Ottawa, Canada. International Association for Suicide Prevention, Ottawa, pp 293-297
2a. Aldman B (1978) Drivers errors and failures. J Traffic Med 6:58
3. Andreas H (1976) Einige Aspekte zur Typologie und Rehabilitation von Alkoholikern. Blutalkohol 13:273-280
4. Antoine R (1979) Contribution de la γ-GT dans l'alcoolisme au volant. Bull Med Leg Toxicol Med 22:395-398
5. Arnold W (1976) Die Beeinflussung der Verkehrstüchtigkeit durch Arzneimittel. In: Schneider V (Hrsg) Festschrift Walter Krauland. Zentrale Univ.-Druckerei, Berlin, pp 371-379
6. Babst DV, Inciardi JA, Reader PK, Negri DB (1971) Heroin addicts „life of crime" may begin in driver's seat. Automot Eng 79:41-42
7. Bachmann K, Zerzawy R, Schebelle K (1978) Die kardiale Belastung des Kraftfahrers: Radiotelemetrie von arteriellem Blutdruck, Pulmonalarteriendruck und EKG bei Gesunden und Patienten mit koronarer Herzkrankheit. Unfall Sicherheitsforsch Straßenverkehr 16:54-61
8. Balkanyi A (1972) Schäden der Halswirbelsäule und Fahrtauglichkeit. Z Unfallmed Berufskr 65:181-187
9. Balkanyi A (1973) Das Autofahrer-Suizid. Zentralbl Verkehrsmed 19:23-64
10. Baumhackl U, Wessely P (1976) Die Begutachtung der Kraftfahrtauglichkeit bei neurologischen Erkrankungen mit Ausnahme der Epilepsie. Wien Med Wochenschr 126:493-496
11. Berg S, Gerchow J, Grüner O, Heifer U, Janssen W, Lundt PV (1977) 2. Gutachten des Bundesgesundheitsamtes. Alkohol Straßenverkehr 52:34
12. Bestvater G (1970) Interne Probleme der Kraftfahrtauglichkeit. I. Diabetes mellitus. Verkehrsmedizin 17:58-63
13. Binder J (1979) Entwicklung des Suchtmittelkonsums bei 19-20jährigen Jugendlichen 1971-78. Drogenbulletin 1,2:3-8
14. Böck G, Andersch H, Schmidt G (1979) Standardisierte röntgendiagnostische Urteilsbildung bei degenerativ bedingten Schäden der Wirbelsäule als Beitrag zur Erhaltung der Tauglichkeit. Verkehrsmedizin 26:18-23
15. Breinbauer W (1975) Der jugendliche Kraftfahrer. Z Verkehrssicherh 21:130-132
16. Broschmann D, Timm R (1979) Vergleichende Untersuchungen des Leichtsinns am Registrier-Nyktometer und Mesoptometer. Verkehrsmedizin 26:52-55
17. Burg A (1975) Vision and driving: A report on research. J Traffic Med 3:18-22
18. Burns M, Sharma S (1975) Marihuana effects on driving: Performance and Personality. JAAAM 19:274-284
19. Christian W (1977) EEG-Befund und Fahrtauglichkeit. Unfall- und Sicherheitsforsch Straßenverkehr 10:303-305

20. Dahse G (1978) Psychosen und Neurosen im Straßenverkehr. Unfall- und Sicherheitsforsch Straßenverkehr 16:201–205
21. Dandoy JP (1973) Neuroleptiques et conduite automobile. Dissertation Lille
22. Davis TG, Wehling EH (1973) Accident and violation experience of Oklahoma drivers with selected chronic medical conditions. AAAM Proc 16:324–336
23. Edwards G, Quartaro PJ (1978) Heroin addiction and road traffic accidents. Br Med J II:1710
24. Egli M, Hartmann HP, Hess R (1977) Die Fahrtauglichkeit Epilepsiekranker. Schweiz Med Wochenschr 107:389–397
25. Eidgenössische Kommission gegen den Alkoholismus (1975) Akute Alkoholvergiftung und chronischer Alkoholismus (Alkoholabhängigkeit). Bull Eidg Gesundheitsamt 4:131–165
26. Feuerlein W (1979) Früherfassung und Diagnose des Alkoholismus. Bull Schweiz Akad Med Wiss 35:173–186
27. Frey RG (1977) Auge und Verkehr. Enke, Stuttgart
28. Fruhstorfer H (1978) EEG-Untersuchungen an Kraftfahrern im Straßenverkehr. Unfall Sicherheitsforsch Straßenverkehr 16:45–53
29. Gaisbauer G (1976) Hinweispflicht des Arztes auf die Nachfolgewirkungen eines Medikamentes auf die Fahrtauglichkeit. Med Welt 27:629–630
30. Gerber E (1973) Das Genesungsprogramm der AA. Freiheit 81:18,3
31. Gerchow J (1977) Medikamente und Verkehrssicherheit. Caritas 78:156–160
32. Glatzel J (1975) Psychische Krankheiten und Straßenverkehr. Med Sachverstaend 71:26–30
33. Gordon P (1975) Untersuchung der Fahrtüchtigkeit bei über 75jährigen. Schweiz Rundsch Med (Praxis) 64:1309–1315
34. Gostomzyk JG, Gewecke G, Eisele G (1971) Vergleichende Untersuchungen zur Verkehrstauglichkeit nach Haschischkonsum und nach einer Kurznarkose. Med Welt 22:1785–1789
35. Gramberg-Danielsen B (1967) Sehen und Verkehr. Springer, Berlin Heidelberg New York
36. Gramberg-Danielsen B (1971) Unfallhäufigkeit im Straßenverkehr und Tagessehschärfe. Dtsch Med Wochenschr 96:1343–1344
37. Gramberg-Danielsen B (1978) Auge und Verkehr. Med Klin 73:1–12
38. Gretener A (1979) Das Karotissinus-Syndrom, eine seltene, in der Verkehrsmedizin verhängnisvolle Ursache von Synkopen. Schweiz Rundsch Med (Praxis) 68: 379–381
39. Grüner O (1970) Alkoholbedingte Leistungsminderungen bei Tag und bei Nacht. Blutalkohol 7:337–344
40. Gyalog G (1972) Untersuchungen der Leistungsfähigkeit im Hinblick auf die Verkehrstauglichkeit bei Diabetikern und chronisch hämodialysierten Patienten. Dissertation, Mainz
41. Hames LN (1975) Physician reporting of driver impairment. JAMA 234:1027–1028
42. Hansteen RW, Miller RD, Lonero L, Reid LD, Jones B (1976) Effects of cannabis and alcohol on automobile driving and psychomotor tracking. Ann NY Acad Sci 282:240–256
43. Harrer S, Neubauer O (1979) Rotblindheit und Straßenverkehr. In: Arzt und Kraftfahrer: Probleme des Straßenverkehrs interdisziplinär dargestellt. Österr. Ärztekammer, Wien, S. 90–97
44. Hartmann HP (1964) Diabetes und Fahrtauglichkeit. Helv Med Acta 31:257–279
45. Hartmann HP (1965) Der Herz- und Kreislaufkranke im Verkehr. Helv Med Acta 32:135–154

46. Hartmann HP (1971) The driving capability of patients with arterial hypertension and peripheral circulatory damage. In: Working Group on Car Driving and Cardiovascular Diseases. European Society of Cardiology, Taormina, 29 May 1971. CEPI, Rom, pp 41–46
47. Hartmann HP (1973) Der Schrittmacherpatient am Volant. Z Rechtsmed 72: 32–39
48. Hartmann HP (1974) Die Beurteilung der Fahrtauglichkeit bei Herz- und Kreislaufkranken. Ther Umsch 31:601–605
49. Hartmann HP (1976) Alkoholisierte Verkehrsteilnehmer in der Stadt Zürich. Blutalkohol 13:131–137
50. Hartmann HP (1978) Die Promillegrenze für Fahrzeuglenker in der Schweiz. Drogalkohol 2:23–45
51. Hartmann HP (1979) Problematik „Medikamente am Steuer" aus gerichtsmedizinischer Sicht. Schweiz Ärzte Z 60:2167–2169
52. Hauck G, Spann W (1974) Fahrtauglichkeit unter dem Einfluß verschiedener Medikamente. Med Klin 69:525–529
53. Heinrich HCh, Langosch I (1976) Einführung in den motorisierten Straßenverkehr. 1. Teilbericht, Forschungsprojekt 7409 der BASt und des DVR, Köln
54. Heller L (1978) Leistungsschwankungen und Belastbarkeitsgrenzen bei Kraftfahrerinnen aus gynäkologischer Sicht. Unfall Sicherheitsforsch Straßenverkehr 16:73–78
55. Hills BL (1977) A reanalysis of california driver vision data: General findings. J Traffic Med 5:42–43
56. Hobi V (1978) Alkohol und Fahrverhalten. Schweiz Apoth Z 116:615–634
57. Hobi V (1979) Die Wechselwirkung von Psychopharmaka und Alkohol auf die Psychomotorik. Dtsch. Apoth Z 119:287–293
58. Hochstrasser V (im Druck) Die Bewährung Zuckerkranker im Straßenverkehr. Med. Dissertation, Universität Zürich
59. Höfgen D (1979) Empirisch-statistische Untersuchungen mehrfach alkoholauffälliger Verkehrsteilnehmer. Dissertation, Köln
60. Hofstetter HW (1976) Visual acuity and highway accidents. J Am Optom Assoc 47:887–893
61. Huber G, Gross G (1979) Prognose der Schizophrenie. Lebensversicherungsmedizin 31:33–41
62. Jacobs S (1978) Reporting the handicapped driver. Arch Phys Med Rehabil 59:387–390
63. Jatho K (1973) Hals-Nasen-Ohren-Heilkunde und Straßenverkehrsmedizin. Zbl Verkehrsmed 19:1–22, 78–100, 137–162
63a. Jellinek EM (1977) The symbolism of drinking: a cultural historical approach. J Stud Alcohol 38 (5):852
64. Kaiser G (1976) Ärztliche Schweige-, Anzeige- und Aufklärungspflicht. Beitr. Gerichtl Med 34:235–241
65. Kämpfen-Jung MR (im Druck) Ärztliche Meldungen fahruntauglicher Lenker an die Behörde. Dissertation Zürich
66. Kalmar P, Darup J, Wisotzki-Niedworok G (1979) Untersuchungen über die Fahrtüchtigkeit von Kunstklappenträgern im motorisierten Straßenverkehr. Unfall Sicherheitsforsch Straßenverkehr 21:394–403
67. Keske M (1978) Verkehrskriminalität und allgemeine Kriminalität. Unfall Sicherheitsforsch Straßenverkehr 16:206–212
68. Keup W (1976) Sucht, Abhängigkeit und Mißbrauch. Dtsch Ärztekalender 50:11–18

69. Kielholz P, Hobi V (1977) Medikamente und Fahrverhalten. Ther Umsch 34: 803–812
70. Kielholz P, Hobi V (1978) Der depressive Verkehrsteilnehmer. Ciba Rev 5
71. Kielholz P, Goldberg L, Hobi V, Ladewig D, Reggiani G, Richter R (1972) Haschisch und Fahrverhalten. Dtsch Med Wochenschr 97:789–794
72. Kletzhändler M (1969) Sicherheit durch Sicherung – Überlegungen zum Unfallproblem. Neue Motorserv 13:1–5
73. Klonoff H (1974) Marihuana and driving in real-life situations. Science 186:317–324
74. Kloos G (1965) Anleitung zur Intelligenzprüfung in der psychiatrischen Diagnostik. Fischer, Stuttgart
75. Knecht J (1977) Der Multiple-Sklerose-Kranke als Motorfahrzeuglenker. Schweiz Med Wochenschr 107:373–378
76. Koschlig G (1977) Zur Tauglichkeitsdiagnostik bei Altersveränderungen. Verkehrsmedizin 24:93–98
77. Krauland W (1978) Der plötzliche natürliche Tod im Straßenverkehr. Z Rechtsmed 81:1–17
78. Krebs P (1975) Kombination Alkohol – Medikamente und ihre Auswirkungen. Dissertation, München
79. Kunkel E (1975) Fahrerfahrung – Lebensalter – Fahreignung. TÜV Rheinld., Köln
80. Lackner KJ (1973) Plötzlicher natürlicher Tod von Fahrzeugführern im Straßenverkehr. Dissertation, Lübeck
81. Ladewig D (1979) Die Therapie des Alkoholkranken aus der Sicht des Arztes und Psychotherapeuten. Bull Schweiz Akad Med Wiss 35:227–235
82. Lämmel K (1978) Alkoholismus und Arbeitsfähigkeit. Drogalkohol 2:3–8
83. Lambrecht R (1978) Möglichkeiten und Grenzen der Kompensation von Leistungsmängeln nach Schädel-Hirntrauma. Unfall Sicherheitsforsch Straßenverkehr 16:136–143
84. Landstreet BF (1978) The drinking driver. Thomas, Springfield
85. Laufer G (im Druck) Bewährung stationärer Invalidität im Straßenverkehr. Dissertation, Zürich
86. Lechner H, Ott E (1979) Stress und Verhaltensstörungen im Straßenverkehr. In: Arzt und Kraftfahrer. Probleme des Straßenverkehrs interdisziplinär dargestellt. Österr. Ärztekammer, Wien, S 171–174
87. Lehrl S, Merz J, Erzigkeit H, Galster V (1974) Der MWT-A, ein wiederholbarer Intelligenzkurztest, der weitgehend unabhängig von seelisch-geistigen Störungen ist. Nervenarzt 45:364–369
88. Leukauf O, Steiniger H (1974) Kommentar zum Strafgesetzbuch. Prugg, Eisenstadt, S 600–608
89. Lewrenz H, Friedel B (1979) Krankheit und Kraftverkehr, 2. Aufl. Gutachten des gemeinsamen Beirates für Verkehrsmedizin, Bonn
90. Liessma M (1977) The influence of a driver's vision in relation to his driving. In: Conférences. 1er Congrès International sur la Vision et la Sécurité Routière. Prévention Routière Internationale, Linas-Montlhéry, pp 31–34
91. Luchi P, Cortis GP (1978) Forensic considerations on the comparison of γ-GT activity in experimental acute alcoholic intoxication and in alcoholic car drivers who caused road accidents. Forensic Sci 11:33–39
92. Lundberg GD, White JM, Hoffmann KI (1979) Drugs and driving behavior. J Forensic Sci 24:207–215
93. Lundt PV (1972) Sehvermögen und Kraftverkehr. Gutachten des Bundesgesundheitsamtes. Schriftenreihe des Bundesministers für Verkehr, Heft 38, Bonn
94. Luttenberger I, Gligo D, Vojnikovic B, Volaric B (1973) Der Einfluß des Alkohols

auf mesoptisches Sehen und auf die schnelle Adaptation des Auges. Zacchia 48:383–394
95. Maag F (1977) Die Auflagenpraxis bei verkehrsmedizinischen Eignungsuntersuchungen. Ther Umsch 34:708–716
96. Maag F (1977) Die Zulassungspraxis bei kranken Motorfahrzeuglenkern. Unfall Sicherheitsforsch Straßenverkehr 10:266–271
97. Maag F (1978) Die praktische Fahrprobe als diagnostisches Instrument zur Beurteilung der Führertauglichkeit. Unfall Sicherheitsforsch Straßenverkehr 16:176–182
98. Malik MOA, Yassin A, Sawi O (1976) The pattern of road traffic accidents in a developing country. J Traffic Med 4:4–7
99. Meyer P (1976) Farbensinn und Verkehrsampel. Schweiz Rundsch Med (Praxis) 37:1123–1129
100. Meyer UA (1979) Arzneimittel-Interaktionen. Schweiz Med Wochenschr 109:359–362
101. Miller S (1977) La conduite de nuit. In: Conférences. 1er Congrès International sur la Vision et la Sécurité Routière. Prévention Routière Internationale, Linas-Montlhéry, pp 139–145
102. Milner G (1977) Marihuana and driving hasards. Med J Aust 1:208–211
103. Mittelmann M, Greenfield WH (1977) The handicapped driver: An insurer's point of view. Arch Phys Med Rehabil 58:365–368
104. Möller BA (1976) Untersuchungen über Veränderungen der Fahrtauglichkeit durch Haschisch. Dissertation, Frankfurt a/M
105. Möller MR, Wagner HJ, Biro G (1979) Nachweis von Medikamenten bei verkehrsauffälligen Verkehrsteilnehmern. Unfall Sicherheitsforsch Straßenverkehr 21:342–348
106. Mombelli G (1978) Alkohol und medikamentöse Interaktionen. Schweiz Med Wochenschr 108:453–456
107. Moser L (1975) Rauschmittel als Verkehrssicherheitsproblem. Z Verkehrssicherh 21:161–172
108. Müller A (1976) Der Trunkenheitstäter im Straßenverkehr. Lang, Frankfurt Bern
109. Müller-Limmroth W (1974) Arzneimittel und Straßenverkehr. ADAC Schriften Reihe Straßenverkehr 15:7–20
110. Müller-Limmroth W, Schneble H (1978) Neue Erkenntnisse zur Leistungsfähigkeit des Kraftfahrers, zu ihren Grenzen und zu ihrer Verminderung durch Medikamente und Alkohol. Blutalkohol 15:226–240
111. Nai-Fovino PL (1979) Some orthopaedic diseases, their influence on the human and incapacity on the traffic. In: Arzt und Kraftfahrer. Probleme des Straßenverkehrs interdisziplinär dargestellt. Österr. Ärztekammer, Wien, S 204–205
112. National Council on Alcoholism (1972) Criteria for the diagnosis of alcoholism. Ann Intern Med 77:249–258
113. Nitsche U (1978) Ermüdung des Kraftfahrers. Verkehrsmedizin 25:208
114. OECD-Observer (1979) Drink, drugs and driving. 25:38–41
115. Oswald WD (1971) Persönlichkeit und Kraftfahreignung. Enke, Stuttgart
116. Overview of possible mechanisms for development of tolerance and dependence in alcoholism (1979) Drug Alcohol Depend 4:15–365
117. Pakesch E, Pieringer W (1979) Der larvierte Suizid im Straßenverkehr. In: Arzt und Kraftfahrer. Probleme des Straßenverkehrs interdisziplinär dargestellt. Österr. Ärztekammer, Wien, S 206–208
118. Paliege R, Kunze M, Heydenreich F (1978) Untersuchungen der Sofort- und Daueradaptation bei Dialysepatienten mit dem Registrier-Nyktometer und dem Registrier-Adaptometer aus Jena. Jenaer Rundsch 23:28–29

119. Patscheider H, Hartmann HP (im Druck) Leitfaden der Gerichtsmedizin. Huber, Bern
120. Pfefferbaum A, Roth WT, Tinklenberg JR, Rosenbloom MJ, Kopell BS (1979) The effects of ethanol and meperidine on auditory evoked potentials. Drug Alcohol Depend 4:371-380
121. Physician Reporting of Driver Impairment (1977) US government printing office, stock Nr. 050-003-00252-6, Washington D.C., pp 43-44
122. Prange H (1979) Probleme bei der Begutachtung psychiatrischer Patienten auf Fahreignung. Unfall Sicherheitsforsch Straßenverkehr 21:421-429
123. Proceedings of the National Conference on the Aging Driver (AMA and AAMVA). Washington, 2.-4. 5. 1974
124. Prokop L (1978) Zur Ermüdung des Kraftfahrers. Unfall Sicherheitsforsch Straßenverkehr 16:86-89
125. Raestrup O (1977) Krampfleiden und Kraftfahreignung aus versicherungsmedizinischer Sicht. Unfall Sicherheitsforsch Straßenverkehr 10:256-263
126. Rafaelson OJ, Bech P, Rafaelsen L (1973) Simulated car driving influenced by cannabis and alcohol. Pharmakopsychiatr Neuropsychopharmacol 6:71-83
127. Rapport sur le 1er Congrès International sur la Vision et la Sécurité Routière, Paris 1977. Prévention Routière Internationale, Linas-Montlhéry
128. Rechsteiner L (1978) Alkohol- und Schädelunfälle. Dissertation, Zürich
129. Reinhardt G, Zink P (1970) Die Begutachtung von Verkehrsteilnehmern durch die Med.-Psychol.-Techn. Oberbegutachterstelle bei der Universität Erlangen-Nürnberg. Zentralbl Verkehrsmed 16:1-14
130. Rotach U (im Druck) Drogen und Fahrtauglichkeit. Dissertation, Zürich
131. Sacher P (1978) Schizophrenie und Fahrtauglichkeit. Schweiz med Wochenschr 108:373-379
132. Salaspuro MP, Lieber CS (1978) Non-uniformity of blood ethanol elimination: its exaggeration after chronic consumption. Ann Clin Res 10:294-297
133. Schardt F (1976) Probleme der Verkehrstüchtigkeit aus internistischer Sicht und Kombinationswirkungen von Alkohol mit Medikamenten. Mat Med Nordmark 28:290-300
134. Scherzer E, Hofer E (1979) Fahrfähigkeit im Spätstadium der Schädelhirnverletzung. In: Arzt und Kraftfahrer. Probleme des Straßenverkehrs interdisziplinar dargestellt. Österr Ärztekammer, Wien, S 236-238
135. Schlicht HJ, Schmidt G, Gelbke HP (1979) Häufigkeit positiver Diazepam-Befunde bei Sektionsfällen. Z Rechtsmed 82:271-277
136. Schön H (im Druck) Kombinierte Einnahme von Alkohol und Drogen. Dissertation Zürich
137. Schuster R, Ludwig O, Neubuser D, Schewe G, Tammi C (1978) Untersuchungen zur psychophysischen Leistungsfähigkeit während der Schwangerschaft. Beitr Gerichtl Med 36:223-229
138. Schwab W, Ey W (1966) Das Ohr als Hör- und Gleichgewichtsorgan, seine Störungen und deren Bedeutung für den Straßenverkehr. Arch Unfallforsch 3:1-57
139. Seiffert U, Ritter B (1977) Mehr Sicherheit beim Autofahren. Fahrer, Fahrzeug und Straße im Simulator. Umschau 77:300-304
140. Seige UE (1977) Die Wiederholung der Fahrprüfung als Mittel zur Beurteilung der weiteren Fahrtauglichkeit bei alten und kranken Leuten. Z Verkehrssicherh 4:156-161
140a. Seppala T, Linnoila M, Mattila MJ (1979) Drugs, alcohol and driving. Drugs 17:389-408
141. Sharma S (1975) Marihuana effects on a critical tracking task. JAAAM 19:285-291

142. Sharpe GS (1977) Driving disease and the physician's responsibility. AAAM 21:64-85
143. Shlensky R (1976) Psychiatric standards in driver licensing. JAMA 235:1993-1994
144. Siegrist H (1966) Die Bewährung Amputierter als Motorfahrzeugführer. Zentralbl Verkehrsmed 12:149-160
145. Siegrist H (1970) Auswirkungen des chronischen Alkoholmißbrauchs auf die Kraftfahrtauglichkeit. Z Verkehrssicherh 16:213-221
146. Stahlkopf A (1980) Apoplexie und Fahrtauglichkeit. Dissertation Zürich
147. Stangler-Zuschrott E (1979) Störungen des Binocularsehens und deren Bedeutung im Straßenverkehr. In: Arzt und Kraftfahrer. Probleme des Straßenverkehrs interdisziplinär dargestellt. Österr. Ärztekammer, Wien, S 269-271
148. Steiner H (1968/69) Statistische Untersuchung über Alter, Geschlecht und Fahrpraxis des Lenkers als Risikomerkmale in der Motorfahrzeughaftpflichtversicherung. Schweiz Versicherungsz 36:307-328
149. Steinhoff F (1971) Fahrerlaubnisentziehung bei Sexualdelikten. Dissertation, Kiel
150. Strobl KCF (1971) Ärztegesetz mit Kommentar. Österr. Ärztekammer, Wien, S. 81-85
151. Stucki P, Hess T (1978) Narkolepsie, eine zu oft verkannte Krankheit? Schweiz Rundsch Med (Praxis) 67:1787-1791
152. Thalmann H (1971) Der Einäugige im Straßenverkehr. Schweiz Med Wochenschr 101:981-987
153. Unfall- und Sicherheitsforschung im Straßenverkehr der Bundesanstalt für Straßenwesen BRD (1977) Typische Fehlverhaltensweisen von Fahranfängern und Möglichkeiten gezielter Nachschulung. Heft 8. Bundesanstalt für Straßenwesen, Köln
154. Von Wartburg JP (1979) Pathobiochemie des Alkoholismus. Bull Schweiz Akad Med Wiss 35:163-171
155. Vortrags- und Diskussionsveranstaltung »Der ältere Mensch am Steuer«, München, 16. 1. 1978. Deutsches Grünes Kreuz, Marburg
156. Wagner HJ (1970) Langzeitbehandlung und Verkehrssicherheit. Zentralbl Verkehrsmed 16:89-96
157. Wagner K, Wagner HJ (1968) Handbuch der Verkehrsmedizin. Springer, Berlin Heidelberg New York
158. Waller JA (1965) Chronic medical conditions and traffic safety. N Engl J Med 273:1413-1420
159. Waller PF (ed) (1971) The young driver: reckless or unprepared? In: Proceedings North Carolina Symp. Highway Safety, Vol 5. University of Noth Carolina, Chapel Hill, N.C.
160. Walser H, Isler H, Hess R (1979) Rezidivierende Bewußtseinsverluste mit Mittelhirnsymptomen bei Migräne. Schweiz Med Wochenschr 109:472-477
161. Webster JS, Moberg C, Rincon G (1974) Natural history of severe proximal coronary artery disease as documented by coronary cineangiography. Am J Cardiol 33:195-200
162. Wider H (1978) Körperbehinderte als Motorfahrzeuglenker. Herausgeber: Straßenverkehrsamt des Kantons Zürich, Zürich
163. Williams RJ (1977) Social stability on admission and success of in-patient treatment for alcoholism. Drug Alcohol Depend 2:81-90
164. Witthuhn M (1979) Bewährungskontrollen gehörgeschädigter Kraftfahrer. Verkehrsmedizin 26:9-12
165. Wolff L (1979) Zur Kraftfahrtauglichkeit Gefäßkranker. Verkehrsmedizin 26:13-15

166. Wüthrich U (1970) Die Bewährung von gehörlosen Motorfahrzeuglenkern im Kanton Zürich. Zentralbl Verkehrsmed 16:11-20
167. Ysander L (1966) The safety of drivers with chronic disease. Br J Ind Med 23:28-36
168. Ysander L (1966) The safety of physically disabled drivers. Br J Ind Med 23, 173-180
169. Ysander L (1972) Cardiovascular diseases and road safety. Evaluation of the literature. In: Working group on car driving and cardiovascular diseases. European Society of Cardiology, Viareggio, 19-20 May 1972. CEPI, Rom, pp 45-52
170. Zehnder E (1971) Die Bewährung farbensinngestörter Motorfahrzeuglenker im Verkehr. Schweiz Med Wochenschr 101:530-537

Sachverzeichnis

Abstinenzvereine 115
Adipositas 40, 98
Alkohol, Abstinenz, kontrolliert 113, 115
-, Geruch 111, 113
-, Stoffwechsel 118f
-, Toleranzgrenze (Grenzwert) 108, 110
-, und Medikament s. Medikamente
-, Unfall 56, 108f
-, Verbot 108
Alkoholkrankheit 17, 23, 28, 108, 110ff
-, Enzymteste 113
-, Fahrtauglichkeit 17, 114f
-, Fragebogen 113
-, Nachweis 10, 114
-, Symptome 111, 113
-, Typologie 110f
-, Vorgeschichte 112
Allergie(mittel) 106, 122, 123
Amphetamin 122, 125f, 130
Analgetika s. Schmerzmittel
Anämie s. Blutung
Anästhetika 121, 124
Aneurysma (Aorta, Herz, Hirn) 78, 80, 85, 88, 104, 135
Angetrunkenheit 108f, 132
Anonyme Alkoholiker 115
Antabus(wirkung) 97, 101, 114, 118, 119
Antibiotika 123
Antidiabetika s. Zuckerkrankheit
Antikoagulanzien 85, 90, 119
Antikonzeptiva 123
Apoplexie 78, 79, 82, 104, 135
Arthritis 65
Arthrose 67, 106
Arzneimittel s. Medikamente
Arzt, als Zeuge 133, 134
-, behandelnder 4ff, 13, 21, 47, 76, 115, 135
-, -, Zeugnisse 13, 34f, 73, 112
-, Notfalldienst 36
Assoziationstest 45
Asthma, Asthmamittel 19, 30, 36, 104, 106, 131

Auflagen s. Fahrtauglichkeit, Kranke
Augen, Akkomodationsstörung 58, 72, 120, 122, 127
-, Binokularsehen 29, 52, 57, 82
-, Blendung: s. Dämmerungssehen
-, Brillenträger 24, 26, 29f, 50ff
-, Dämmerungssehen 10, 14, 23, 29, 52, 55f, 92, 97, 122, 128
-, Doppelbilder 23, 29, 40, 58, 81, 82
-, Dunkeladaptation s. Dämmerungssehen
-, Einäugigkeit, allgemein 52f
-, -, Beurteilungskriterien 16, 23, 26, 29, 54
-, -, Schutzbrille 24
-, - und Gehörlosigkeit 30, 54, 61
-, -, Wartefrist 24, 30, 53, 58
-, Exophtalmus 92
-, Farbensinn 23, 24, 55
-, Gesichtsfeld 10, 16, 23, 29, 52, 53, 54f, 61, 81, 82, 88, 102
-, Glaukom 58, 102
-, Hemianopsie 54
-, Kontaktlinse 29f, 52
-, Medikamente 117, 118, 122
-, Nystagmus 58, 62
-, perspektivisches Sehen 57
-, Raumsehen s. Binokularsehen
-, Refraktionsstörungen 50, 52, 56, 101
-, Schielen 57, 58
-, Sehschärfe, dynamisch 50, 58
-,-, Grenzwerte 16, 24, 29, 51
-, Sehschwäche, doppelseitig 51ff, 80, 88
-,-, einseitig s. Einäugigkeit
-, Staroperation (Aphakie) 29, 52
-, Stereoskopie s. Binokularsehen
-, Untersuchung, ärztliche 9, 50, 88, 97, 102
Autobahn 15, 37, 40, 47, 65, 83, 85
Autopsie 135

Barbiturate 117, 119, 121, 123
Bechterew 65, 67

145

Berufsgeheimnis s. Schweigepflicht
Berufslenker s. Fahrkategorie, höhere
Beruhigungsmittel 48, 63, 90, 121, 122, 131
Betäubungsmittel 117, 121, 126f, 130f
Bevormundung 8, 11, 69, 73
Bewußtseinsstörung, Beurteilungskriterien 23, 26, 29, 103, 105
-, Untersuchungsschema 105
-, Ursachen 62, 84, 87, 88, 104, 132
Blutdruck s. Hypertonie, Hypotonie
Blutung 49, 104, 107
Bronchitis 106
Bussenregister s. Fahrbewährung

Cannabis 125, 128f
Claudicatio intermittens 85, 90
Codein s. Betäubungsmittel

Debilität s. Geistesschwäche
Delirium 103, 120, 122
- tremens 114
Demenz s. Geistesschwäche oder POS
Depression 72, 82, 89, 111, 116, 120
Diabetes s. Zuckerkrankheit
Digitalis s. Herz, Medikamente
Dipsomanie 110
Drogen 8, 17, 26, 70, 105, 125ff
Dumping Syndrom 104, 107
Durchfallmittel 123
Dyskinesien 72

Einschlafen am Steuer 38ff, 47, 104, 120, 121, 122, 130
-, Hauptfaktoren 39
-, Symptome 40
-, Verantwortung 40
Energieformen, Gefährlichkeit 1
Epilepsie, allgemein 12, 16, 26, 30, 32, 74ff, 104, 114
-, Antiepileptika 76, 119
-, Beurteilungskriterien 75ff
-, höhere Fahr-Kategorien 78
-, psychomotorischer Dämmerzustand 75
-, Unfallhäufigkeit 74, 135
-, Wesensveränderung 76
Erbrechen 62, 63, 82, 107, 118, 123
Exzitation 108, 118, 121

Fahrabstinenz, alkoholische 14, 36, 45, 63, 73, 76, 79, 85, 97, 101, 106, 115
Fahrbewährung 8, 35f, 42, 53, 55, 59, 112
Fahreignung 43, 61
Fahrer s. Lenker
Fahrerfahrung 44
Fahrerflucht 37
Fahr-Kategorien, allgemein 12, 15f, 21f, 34
-, höhere 12, 25, 33, 36, 47, 51, 54, 55, 57, 61, 66, 78, 85, 87, 88, 98
Fahrpraxis 8, 43, 70
Fahrprobe, praktische 11, 16, 25, 47, 70, 80, 82
Fahrprüfung, allgemein 11, 42, 58, 65, 67, 71
-, Alter 47
Fahrtauglichkeit, Begutachtung, ärztliche 7ff, 12, 19, 33
-,-, Ergebnis 7, 32
-, eingeschränkte 6, 12f, 25
-, Kontrollen 17, 33, 65, 73, 80
-, Kranke, Auflagen 4, 12f, 25, 47, 61, 77, 81, 119f
-,-, Diskriminierung 13, 75, 98, 101
-,-, Überprüfungsmethoden 2f
-, Mindestanforderungen 16ff, 23f, 29f
-, Rechtsgrundlagen 15ff
Fahruntauglichkeit, ärztl. Meldung: s. Schweigepflicht
-, Ersatzansprüche 5f, 78
-, Gründe, allgemein 6, 18, 21, 28
-, iatrogen 6, 58, 91
Fahrverzicht, ärztlich indiziert 4
Fahrzeug-Anpassung 14, 16, 25, 57, 61, 64, 80f, 85
Fahrzeug, Automat 38, 47
Fixer s. Betäubungsmittel
Flash-back 129
Frauenkrankheiten 48f
Führerausweis 47
Fürsorger 35, 61, 112, 115

Gedächtnisleistung 45
Gehör s. Ohren
Geisteskrankheit, allgemein 9, 69ff, 104, 116, 120, 132
-, Beurteilungskriterien 16, 22, 26, 29, 69

Geisteskrankheiten,
  Risikogruppen 69
Geistesschwäche 29, 70f
Gesellschaftstrinker 111
Gicht 65

Haftpflichtversicherung 3, 42, 133
Haftung, ärztliche 4, 7, 58, 91, 117ff, 123, 133
Halluzinationen 103, 111, 114, 128, 130
Halluzinogene 125f, 128f
Hämodialyse 92
Haschisch s. Cannabis
Heroin s. Betäubungsmittel
Herz und Kreislauf, allgemein 9, 16, 26, 31, 44
- - -, Angina pectoris 84, 86, 89, 104, 135
- - -, Aortenstenose s. Klappenfehler
- - -, Auflagen 85
- - -, Beurteilungskriterien 84f
- - -, Infarkt s. Angina pectoris
- - -, Insuffizienz 84, 87, 135
- - -, Interaktionen, medikamentöse 91, 117
- - -, Klappenfehler 84, 86, 104, 135
- - -, Kollaps am Steuer 84, 135
- - -, Medikamente 45, 55, 85, 89, 90, 91, 117, 122f
- - -, Rhythmusstörungen 84, 86, 123
- - -, Risikofaktoren, zusätzliche 85
- - -, Schrittmacher 36, 85, 87, 104
- - -, Tod am Volant 83, 135
- - -, Untersuchung, ärztliche 9, 84
Hirnverletzung 62, 78f, 108
Hirnzentren, verkehrsrelevante 38, 50
Hormone 123
Hunger 39, 100, 104
Husten (Anfälle, Mittel) 87, 104, 106, 131
Hypertonie 51, 67, 82, 84, 88f, 123
Hyperventilation 104
Hypnotika s. Schlafmittel
Hypoglykämie 99f, 119
Hypotonie 67, 72, 79, 85, 88f, 118, 120

Imbezilität s. Geistesschwäche
Intelligenzquotient 70
Intelligenztest 45f
Invalidenversicherung 5, 64, 78

Invalidität, allgemein 16, 23, 26, 31, 32, 44, 64ff
-, Arten 65
-, Auflagen 65
-, Beurteilungskriterien 64, 66
-, Einarmigkeit 23, 67
-, Fahrbewährung 64
-, Hemiplegie 67
-, Lebensalter 44, 64
-, Paraplegie 67
-, Prothesen 66f
-, Seitenlokalisation 65
-, Tetraplegie 67

Karotissinussyndrom 86, 90, 104
Klimakterium 49, 98, 104
Koffein 122
Kohlenmonoxyd 104, 131
Kokain 126f, 130
Kraftwein 119
Kreislauf s. Herz
Kriminalität im Verkehr 21, 28, 74, 113, 135f

Lärm 37, 60
Lenker, alt, allgemein 38, 44f, 50, 56, 61, 69
-, -, Auflagen 33, 47, 50
-, -, Untersuchung 17, 33, 45ff
-, Charakter 20, 43f, 48, 61, 73f, 116, 125, 136
-, Fragebogen 33
-, jung 38, 42f, 64
-, Körpergröße 9, 22, 29
-, Physiologie 37f
-, Selbstverantwortung 20, 95, 100, 103
-, Urteilsfähigkeit 11, 69, 73
-, weiblich 48f
Lithium 72
LSD s. Halluzinogene

Manisch-depressive Reaktionen 71, 118, 130
Marihuana s. Cannabis
Medikamente, ärztliche Überlegungen 119, 124
-, Fahrverzicht nach Einnahme 117, 124
-, Häufigkeit beim Fahren 116f, 125
-, iatrogene Verkehrsgefährdung 118

147

Medikamente im Alter 45
-, Interaktionen, verkehrsrelevante 45, 76, 91, 101, 118f, 124
- und Alkohol 8, 38f, 73, 89, 101, 118f, 121, 122
Menstruation s. Monatszyklus
Meprobamat 119
Methadon 131
Migräne 19, 68, 104, 107
Monatszyklus 8, 48, 90, 98, 103, 106
Morphin s. Betäubungsmittel
Multiple Sklerose 79, 80f
Muskel, Erschlaffung, Krampf 23, 37f, 47, 77, 80, 120, 122, 123
Myasthenie 79
Myopathie 79, 80

Nachtfahrten 14, 38, 47, 57, 92, 97, 120
Narkolepsie 41, 104
Narkosemittel s. Betäubungsmittel, Anästhetika
Nausea s. Erbrechen
Nervenkrankheiten 9, 16, 23, 26, 29, 65, 79f, 102, 111, 113
Neuroleptika (Phenothiazine etc) 55, 72, *120*
Neurose 72, 73
Neurovegetativa 122
Nitroglyzerin 85, 90, 119

Ohren, akustische Signale 60, 128
-, Eignung, charakterlich 61
-, Einohrigkeit 61f
-, Fahrgeräusche 59, 60
-, Gehörlosigkeit, allgemein 16, 24, 26, 30, 32, 60ff
-, -, Auflagen 61
-, -, Fahrbewährung 59
-, - und Einäugigkeit 30, 54, 61
-, Gleichgewichtsstörungen 24, 62f, 88, 106, 123
-, Kinetosen 63, 104, 122
-, Ménière-Krankheit 62, 88, 104
-, Otosklerose 61
-, Schwerhörigkeit 16, 24ff, 30, 60f, 123
-, Vestibuläre Störungen 61f
Opiate s. Betäubungsmittel
Organische Lösungsmittel 131

Parästhesie 77, 90, 97, 100, 111
Parkinson 72, 79, 120

Phenacetin 122
Pickwick-Syndrom 40, 104
Probefahrt s. Fahrprobe, praktische
Problemtrinker 111
Psycho-organisches Syndrom (POS) 76, 79, 82
Psychopathie 30, 72, 73
Psychopharmaka 45, 72, 117, 120f
Pyrazolone 119, 122

Rausch, abnorm oder pathologisch 114
-, Drogen 129
-, Kohlenmonoxyd 132
Rechtsverhältnisse, allgemein 16f
-, BRD 18ff
-, Österreich 21ff
-, Schweiz 28ff
Reisekrankheit s. Kinetose
Rekonvaleszenz 106
Rheumatismus 65, 122
Rückspiegel-Seitenspiegel-Training 61, 68, 90

Salizylate 122
Schädelbruch 60, 62, 79, 108
Schilddrüsenstörungen 92, 104
Schizophrenie 71f
Schlafmittel 121, 131
Schlafstörung 40f, 73, 104
Schmerzen 65, 68, 80, 106, 122
Schmerzmittel 48, 122, 123, 131
Schwächeanfall s. Bewußtseinsstörung
Schwangerschaft 20, 36, 48, 97, 98, 99, 106
Schweigepflicht, ärztliche 4f, 9, 18, 20, 27, 28
-, Entbindung 35, 133
Schwindel 49, 62, 67, 68, 72, 79, 82, 84, 89, 106, 121
Sedativa s. Beruhigungsmittel
Sehstörungen s. Augen
Selbstmord(versuch) am Steuer 72, 73, 134f
Selbstverantwortung s. Lenker
Sexualneurose 74
Sicherheitsgurt, ärztlicher Dispens 36, 49
Sklerose 82, 85, 90, 102
Sozialversicherung 5, 64, 78

Spezial-Untersuchungen, Blutzucker 10, 105
-, CT, EEG 11, 40, 41, 75, 79, 105
-, EKG 10, 83, 84, 86, 105
-, Leberenzyme 10, 97
-, psychiatrische 45f
-, psychologische 11, 45, 67, 74, 78, 79, 82
-, Röntgenaufnahmen 84, 86, 106
-, Telemetrie 41, 84
Spondylose 65, 106
Stimulantien 122, 130
Streß 37f, 83
Subklaviastealsyndrom 104
Sucht: Arten, Ausmaß 17, 23, 26, 28, 125f
Suizid s. Selbstmord
Synkope s. Bewußtseinsstörung

Techn. Überwachungsverein (TÜV) 19
Temperatur s. Witterung
Thymoleptika (Antidepressiva) 72, 120
Tod am Steuer s. Herz und Kreislauf
Tötungsdelikte 135f
Tranquilizer (Benzodiazepine) 48, 120
Transitorische ischämische Attacke 80, 82, 104
Tremor 80, 113, 130
Trunksucht s. Alkoholkrankheit

Übelkeit s. Erbrechen
Übermüdung s. Einschlafen
Ulcus cruris 90
Unfallschock 37
Unfallversicherung 3, 134, 135
Unfälle, Alkohol 48, 56, 108, 112
-, Auffahren in Kolonne 37, 54, 75, 129
-, Dunkelziffer 2, 39
-, Einschlafen 39, 109, 130
-, Geschlecht 48
-, Geschwindigkeit 42, 51, 52, 129
-, Häufigkeit, gesunde 1
-, -, kranke 1f, 71f, 81, 83f, 92f, 99

Unfälle, Lebensalter 42
-, Nacht, Tag 48, 53, 56, 109
- ohne Fremdbeteiligung 134
-, Rotlicht-Überfahrung 55, 75
-, Schleudern/Abkommen von Straße 43, 48, 109, 134
-, Spurenwechsel 44, 70
-, Ursachen/Folgen 134
-, Verhütung 2f, 117
-, Verkehrsbehinderung 44
-, Vortrittsverweigerung 44, 54
Unfäller 134
Untersuchung s. Fahrtauglichkeit, Spezialuntersuchung
Untersuchungsstelle, medizinische 19, 33
-, psychologische 19, 35, 45
-, verkehrstechnische 11, 35, 65
Urteilsfähigkeit s. Bevormundung

Vegetatives Nervensystem 38, 90, 104f, 106, 113, 122
Verdauungsstörung 19, 31, 87, 97, 104, 107, 113, 123
Vormund s. Bevormundung
Vorstrafenkontrolle s. Fahrbewährung

Wahnideen 103, 111, 128
Witterung 38, 51, 84, 85, 90, 106

Zervikalsyndrom 65, 68, 106
Zuckerkrankheit, Alkoholmißbrauch 93, 98, 101, 119
-, allgemein 16, 26, 30, 51, 92ff
-, Infektionen 97, 98, 101
-, Insuline 16, 45, 93, 99f, 117, 119
-, Komplikationen, verkehrsrelevante 99f, 104
-, Lebensalter, Charakter 98
-, Merkblatt (Instruktion) 96
-, Sulfonylharnstoff 45, 99, 101, 117, 119
-, Testfragen (Instruktion) 94f
-, Untersuchungsschema 97
-, Verkehrsgefährdung 93, 99
Zweiradlenker 83, 85, 99, 102, 109, 135

W. Perret

Was der Arzt von der privaten Unfallversicherung wissen muß

3., überarbeitete und erweiterte Auflage. 1980. 8 Tabellen.
61 Seiten
DM 35,–; approx. US $ 20.70
ISBN 3-540-09897-6

Die Beurteilung in der privaten Unfallversicherung unterscheidet sich wesentlich von jener der gesetzlichen Unfallversicherung. Diese Unterschiede muß der Arzt als Gutachter kennen, um den Versicherten richtig beraten zu können. Die früheren Auflagen haben sich in der Praxis bewährt und in Fachkreisen ein überaus positives Echo gefunden. Auf Wunsch vieler Ärzte erscheint nun die langerwartete 3. Auflage, wobei die Änderungen der Versicherungsbedingungen berücksichtigt und die Tabellen wesentlich erweitert wurden.

Dieses handliche Nachschlagewerk wird weiterhin den Gutachtern zur eigenen Unterrichtung dienen sowie Versicherte über die Lage ihres Falles aufklären.

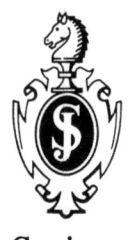

Springer-Verlag
Berlin
Heidelberg
New York

Hefte zur Unfallheilkunde

Beihefte zur Zeitschrift „Unfallheilkunde/Traumatology"
Herausgeber:
J. Rehn, L. Schweiberer

Heft 135
M. Weinreich

Der Verkehrsunfall des Fußgängers

Ergebnisse einer Analyse von 2000 Unfällen
1979. 38 Abbildungen.
VII, 62 Seiten
DM 36,–; approx. US $ 21.30
ISBN 3-540-09217-X

Heft 146
J. Rehn, H. P. Harrfeldt

Behandlungsfehler und Haftpflichtschäden in der Unfallchirurgie

1980. VI, 40 Seiten
DM 15,–; approx. US $ 8.90
ISBN 3-540-09896-8

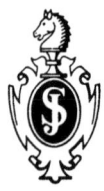

Springer-Verlag
Berlin Heidelberg New York

Zeitschrift für Rechtsmedizin – Journal of Legal Medicine

Organ der Deutschen Gesellschaft für Rechtsmedizin

ISSN 0044-3433   Title No. 414

Editors:
F. P. Cleveland, Cincinnati/Ohio, USA; J. B. Dalgaard, Aarhus, Denmark; J. Gerchow, Frankfurt a. M., Germany; K. Mant, London; Great Britain; Maresch, Graz, Austria; G. Schmidt, Heidelberg, Germany; W. U. Spitz, Detroit/Mich., USA; I. Sunshine, Cleveland/Ohio, USA; F. Thomas, Gent, Belgium; M. Valverius, Stockholm, Sweden

Coeditors:
M. I. Avdejev, Moskwa, UdSSR; L. Breitenecker, Wien, Austria; A. J. Chaumont, Strasbourg, France; A. Franchini, Genova, Italy; W. Laves, München, Germany; J. Milčinski, Ljubljana, Yugoslavia; O. Prokop, Berlin, Germany; K. Simpson, London, Great Britain; E. Somogyi, Budapest, Hungaria

in cooperation with a board of Special Consultants.

Springer-Verlag
Berlin Heidelberg New York

J. F. Bergmann Verlag
München

MIX
Papier aus verantwortungsvollen Quellen
Paper from responsible sources
FSC® C105338

If you have any concerns about our products,
you can contact us on
ProductSafety@springernature.com

In case Publisher is established outside the EU,
the EU authorized representative is:
**Springer Nature Customer Service Center GmbH
Europaplatz 3, 69115 Heidelberg, Germany**

Printed by Libri Plureos GmbH
in Hamburg, Germany